EXPOSITION - ROUEN 1896

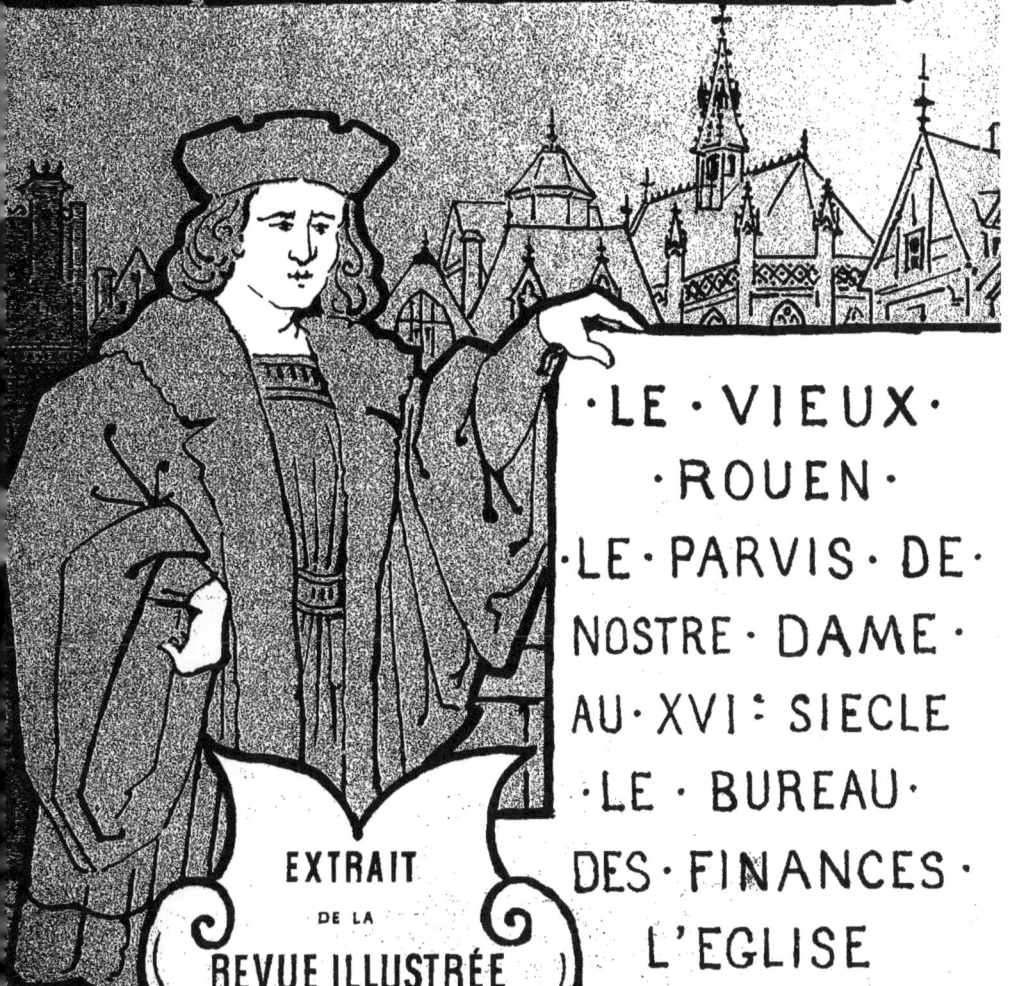

·LE · VIEUX·
·ROUEN·
·LE·PARVIS·DE·
NOSTRE · DAME ·
AU · XVI: SIECLE
·LE · BUREAU·
DES · FINANCES ·
L'EGLISE
SAINT·HERBLAND·
LES·AVANT·SOLIERS·

EXTRAIT
DE LA
REVUE ILLUSTRÉE
DE L'EXPOSITION

PRIX 3ᶠ

J. LECERF. IMP·EDIT·

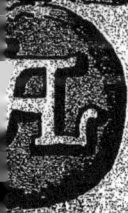

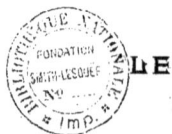

LE
VIEUX-ROUEN

JULES ADELINE

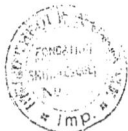

LE

VIEUX-ROUEN

RECONSTITUÉ

A L'EXPOSITION NATIONALE ET COLONIALE

ROUEN 1896

39 ILLUSTRATIONS

DANS LE TEXTE ET HORS TEXTE

(LITHOGRAPHIES — SIMILIGRAVURES — PHOTOTYPIES)

ROUEN

PUBLIÉ PAR LA *REVUE ILLUSTRÉE DE L'EXPOSITION*

JULIEN LECERF, IMPRIMEUR-ÉDITEUR

1896

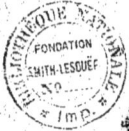

Le Vieux-Rouen

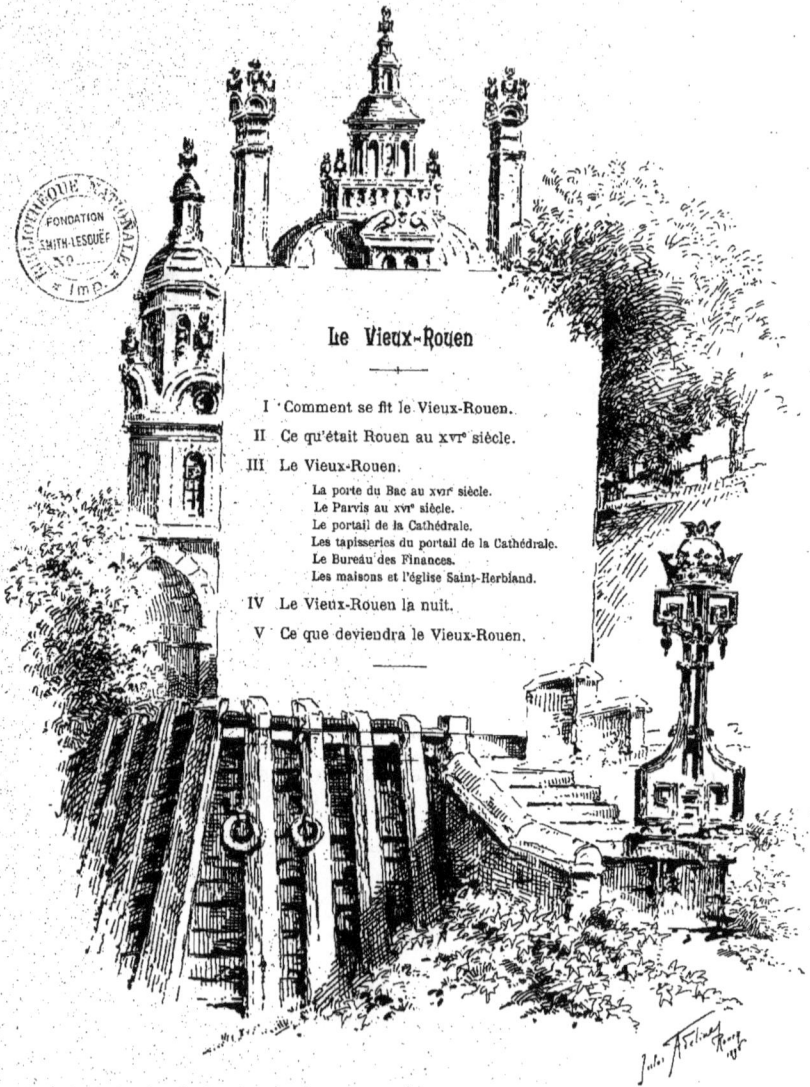

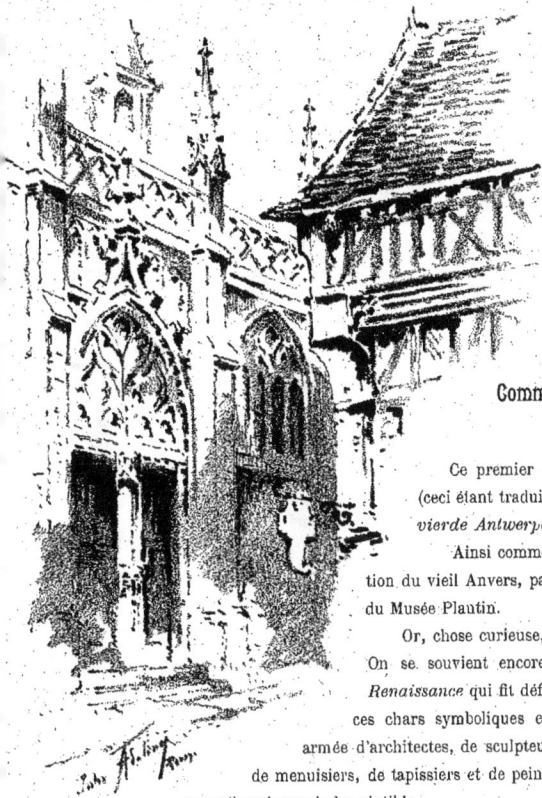

I

Comment se fit le Vieux-Rouen

Ce premier chapitre pourrait aussi être intitulé
(ceci étant traduit du flamand) : « *In Augustus* 1892
vierde Antwerpen een hengeligk feest. »

Ainsi commence, en effet, la pittoresque descrip-
tion du vieil Anvers, par Max Rooses, l'érudit conservateur
du Musée Plantin.

Or, chose curieuse, en 1892 Rouen aussi était en fête.
On se souvient encore de ce *Rouen à l'époque de la
Renaissance* qui fit défiler dans les grandes rues de la ville
ces chars symboliques et allégoriques, auxquels toute une
armée d'architectes, de sculpteurs, de charpentiers, de ferronniers,
de menuisiers, de tapissiers et de peintres-décorateurs, avait travaillé avec
un enthousiasme indescriptible.

Tous avaient rivalisé de zèle et d'activité pour cette manifestation d'une journée seulement. Le lendemain de la fête, tout tombait, en effet, sous le marteau des démolisseurs : les
chars gigantesques s'effondraient ; les tapisseries arrachées, les charpentes légères mises à
nu étaient rapidement démontées, et, huit jours après, il ne restait absolument rien de ces
grandes compositions décoratives qui avaient pourtant coûté tant de peines à leurs auteurs.

Il n'en restait rien : cela n'est pas rigoureusement exact. Il reste des photographies
nombreuses — curieux documents indiscutables qui montreront à nos successeurs que
l'enthousiasme du public était bien justifié — et il reste aussi, mais en bien petit nombre,

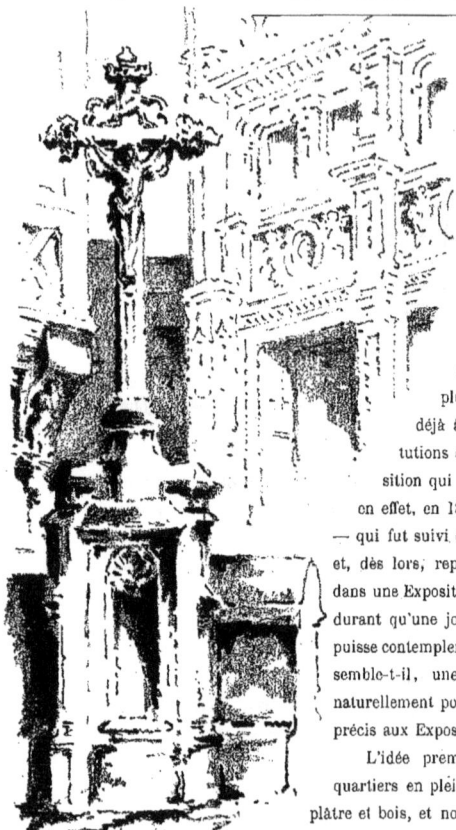

des épaves de fragments décoratifs auxquels certains collectionneurs ont donné
asile, aussi bien d'ailleurs que leurs
grandes dimensions le permettaient.

M. Max Rooses prétend que les fêtes
d'Anvers de cette même
année 1892 ne s'étaient pas
écoulées — c'était, on se le
rappelle, les *Fêtes commé-
moratives du 50ᵉ Anniver-
saire de l'Académie d'Ar-
chéologie de Belgique* — que
plusieurs personnes songeaient
déjà à renouveler ces brillantes reconsti-
tutions du passé dans l'enceinte d'une Exposition qui se construisait déjà rapidement. Et,
on effet, en 1894, on construisait le vieil Anvers,
— qui fut suivi en 1895 par le vieil Amsterdam —
et, dès lors, représenter un quartier de vieille ville
dans une Exposition, au lieu d'organiser des fêtes ne
durant qu'une journée ; créer un décor que la foule
puisse contempler pendant plusieurs mois : telle fut,
semble-t-il, une de ces choses indiquées tout
naturellement pour donner un caractère local bien
précis aux Expositions.

L'idée première de ces restitutions de
quartiers en plein air et en décor en relief —
plâtre et bois, et non en toile
peinte — n'était pas partie de cette
vieille Bastille qui fit courir tout Paris
en 1888 et en 1889 ; elle était inspirée au
moins d'une restitution de vieilles maisons,
exécutée à Amsterdam en 1886, dont les bâtiments,

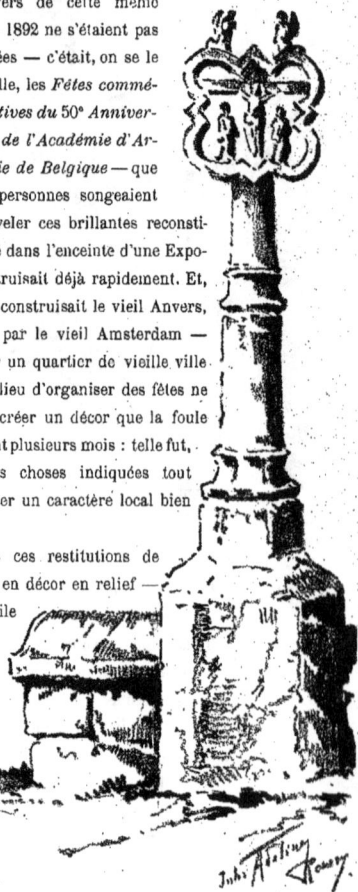

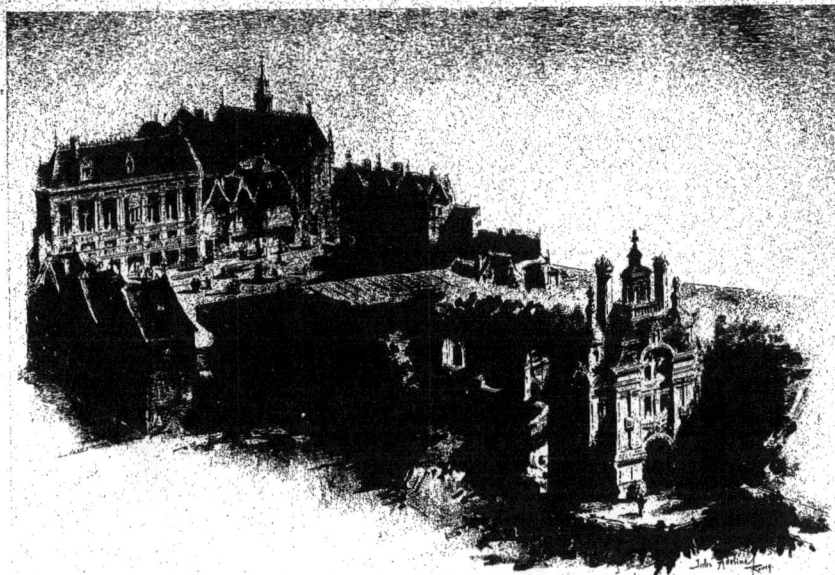

" LE VIEUX ROUEN "

Vue d'ensemble (d'après un dessin au lavis de Jules ADELINE)

J. LECERF, IMP. ÉDIT.

admirablement *truqués*, s'élevaient près du superbe Musée et avaient été pour nous une révélation de ce que l'on peut obtenir à l'aide du décor en relief. Il nous semblait que cette idée pouvait revenir en France après son tour de Belgique et de Hollande; aussi, en 1894, écrivions-nous au Président du Comité de l'Exposition, qui venait d'être nommé en assemblée générale à l'Hôtel-de-Ville — et au lendemain même de sa nomination — que nous serions heureux de lui soumettre en temps utile le projet d'une reconstitution du Vieux-Rouen qui aurait, suivant nous, le double avantage d'offrir un attrait au public, et surtout de procurer du travail à tout un monde de peintres, sculpteurs et décorateurs, charpentiers, qui avaient déjà donné des gages de leur talent et qui prouveraient ainsi une fois de plus que la province, avec ses seules ressources, peut mener bien des choses à bonne fin.

Le 13 juin 1894, M. Knieder, nous accusant très aimablement réception de notre lettre, nous répondait ceci : « L'idée que vous émettez, de représenter quelques coins du Vieux-Rouen, me paraît excellente en tous points, et lorsque les préliminaires seront terminés, nous reprendrons votre idée. »

Aussitôt, nous songeâmes à faire des dessins; puis, pour mieux donner une idée complète, nous fîmes une petite maquette en carton découpé et en bois, et, coloriant le tout, nous eûmes ainsi ce premier projet qui amusa tant notre ami Georges Dubosc, et qu'il décrivit avec son esprit et sa précision ordinaire dans le supplément du *Journal de Rouen* du 12 mai 1895 — avec un plan s'il vous plaît — et qu'il intitula — ce qui était déjà très flatteur — « *Un clou pour l'Exposition de 1896.* »

En juillet, nous soumîmes ce plan en relief au Conseil supérieur de l'Exposition. Mais nous avions conçu notre projet sur un plan carré; nous avions flanqué la place principale que nous voulions reproduire de deux rues, pour donner un aspect de trois époques de Rouen : la place du Parvis de la Cathédrale au xvi⁰ siècle, la rue du Bac au xvii⁰ siècle, et la

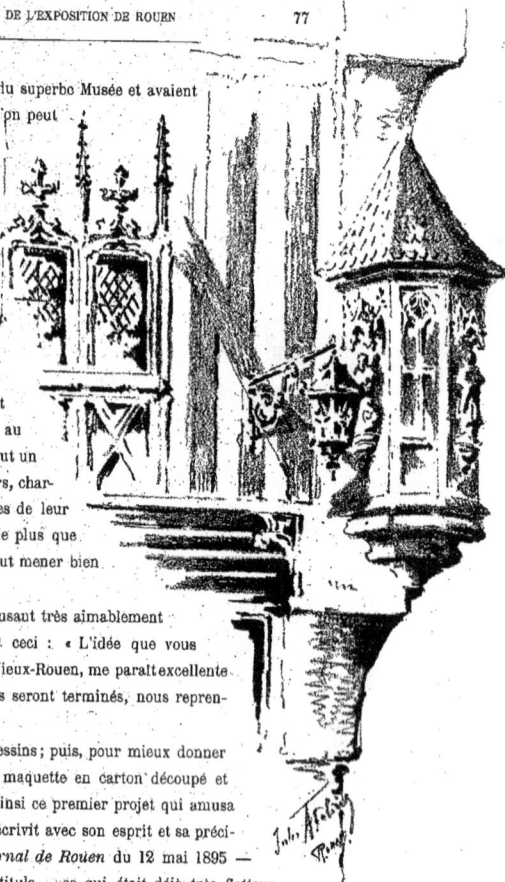

rue du Gros-Horloge au xviii° siècle; nous avions rêvé une galerie de dioramas avec les quais de siècle en siècle; une galerie d'estampes : le Vieux-Rouen par l'image, etc.; quand on s'est laissé entraîner par son sujet, on ne sait pas s'arrêter.

Néanmoins, ce premier projet, nous devons l'avouer, séduisit absolument le Conseil, dont tous les membres nous firent le plus aimable accueil. On nous demanda si nous pouvions réduire ce projet et l'édifier sur le *seul emplacement* disponible, la place Saint-Paul, avec accès par le Champ-de-Mars.

Nous fîmes alors une série de dessins aquarellés à l'échelle de un centimètre par mètre,

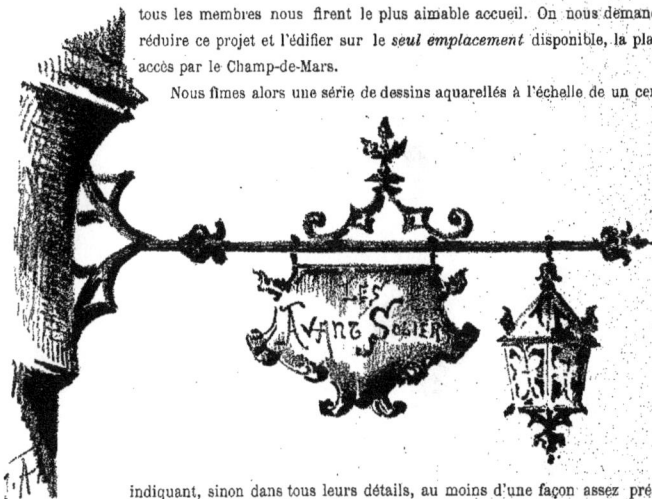

indiquant, sinon dans tous leurs détails, au moins d'une façon assez précise, les parti-pris adoptés, et nous soumîmes en octobre 1895 ces nouveaux plans, qui furent non moins bien accueillis; et après plusieurs séances, le 5 novembre, le Conseil supérieur adoptait le projet de reconstitution du Vieux-Rouen, votait les crédits, et nous confiait la direction et la surveillance des travaux. Quelques jours après, les entrepreneurs signaient leurs marchés, à forfait, avec le Président de l'Exposition. On faisait imprimer à un très petit nombre, chez l'éditeur de cette Revue, des calques autographiés — dont les pierres lithographiques furent effacées immédiatement — calques des dessins aquarellés qui devenaient la propriété de la Commission, et le 1er décembre 1895, après avoir enclos le terrain et tracé sur le sol l'emplacement des constructions projetées, on commençait la mise en place des premières pièces de charpente.

Le principe des décors en toile étant écarté, les toiles étant d'un effet lamentable, même quand elles sont bien peintes, car les effets de lumière *peints* ne sont pas toujours en harmonie avec les effets de soleil réel, et, de plus, les toiles flottant au vent, trempées de pluie

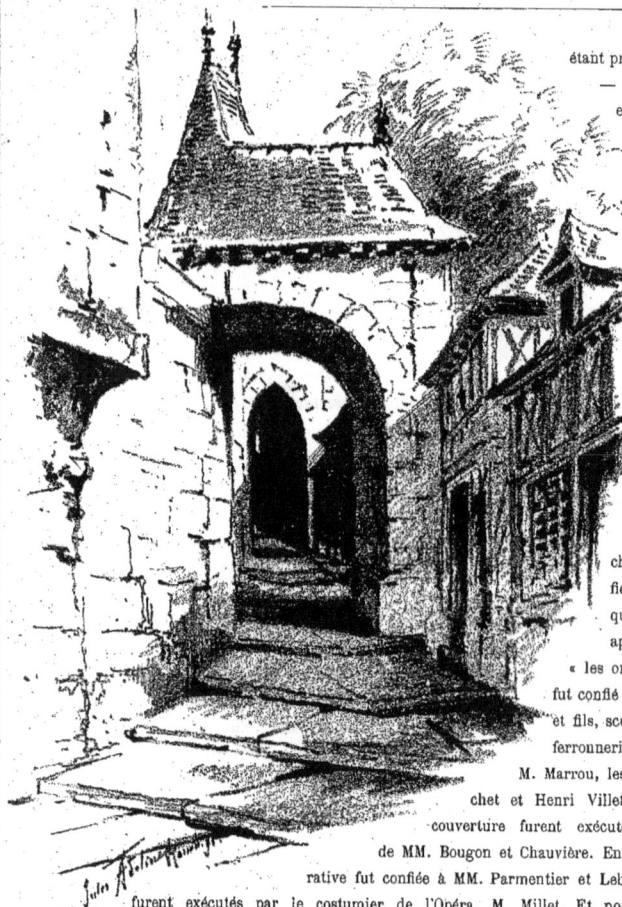

étant promptement détériorées
— sans compter les mille
et un accrocs inévita-
bles — il fallait con-
fier le Vieux-Rouen à
des entrepreneurs spé-
ciaux sachant cons-
truire des carcasses
en bois destinées à
être lattées, plâtrées
et couvertes en tuiles
ou en ardoises, et
supportant les mou-
lages et panneaux
en staff et les orne-
ments en zinc simu-
lant le plomb... et le
fer.

Tous les travaux de
charpente avaient été con-
fiés à M. E. Villette ; ce
qu'au vieil Anvers on
appelait fort justement
« les ornements plastiques »,
fut confié à MM. Edmond Bonet
et fils, sculpteurs. Les pièces de
ferronnerie furent demandées à
M. Marrou, les meubles à MM. Pouchet et Henri Villette. Les plâtres et la
couverture furent exécutés sous la direction
de MM. Bougon et Chauvière. Enfin, la peinture déco-
rative fut confiée à MM. Parmentier et Leblond, et les costumes
furent exécutés par le costumier de l'Opéra, M. Millet. Et nous devons des éloges
sans restriction à tous ces collaborateurs qui ont mené à bien cette œuvre avec un
talent et une habileté peu commune, et avec un zèle et un dévouement qui ne s'est
jamais démenti.

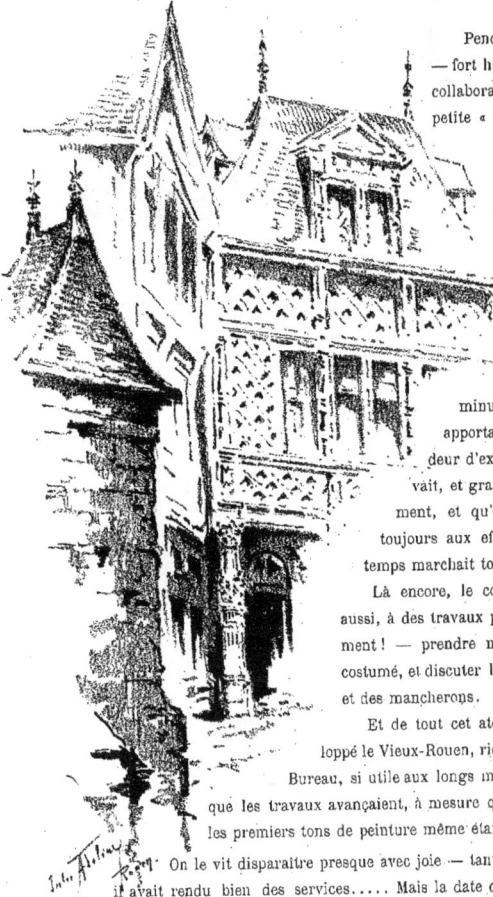

Pendant ces mois de l'hiver 1895-1896 — fort heureusement très clément — tous ces collaborateurs dévoués se succédèrent dans la petite « cahute » de planches que l'entrepreneur de charpente avait édifiée dès le commencement des travaux.

C'était au centre du Parvis que s'élevait cette construction, qu'en vieil amateur d'affiches passionné, celui qui venait d'être chargé de diriger les travaux du Vieux-Rouen avait ornée de quelques Chérets joyeux.

Là se succédèrent, de minute en minute pour ainsi dire, les entrepreneurs apportant d'immenses rouleaux, plans grandeur d'exécution qu'on étalait comme on pouvait, et grands motifs décoratifs esquissés largement, et qu'on discutait rapidement, en songeant toujours aux effets de perspective ultérieurs, car le temps marchait toujours.

Là encore, le costumier de l'Opéra, s'arrachant, lui aussi, à des travaux pressés, vint un jour — un jour seulement ! — prendre mesure au personnel qui devait être costumé, et discuter les colorations et la coupe des trousses et des mancherons.

Et de tout cet atelier provisoire où s'est éclos et développé le Vieux-Rouen, rien n'exista plus dès le mois d'avril. Ce Bureau, si utile aux longs mois d'hiver, devenait gênant à mesure que les travaux avançaient, à mesure que les ossatures se terminaient et que les premiers tons de peinture même étaient étalés.

On le vit disparaître presque avec joie — tant l'ingratitude est facile — et pourtant il avait rendu bien des services..... Mais la date de l'inauguration étant irrévocable, il fallait marcher et ne pas s'attarder en regrets inutiles.

————— * —————

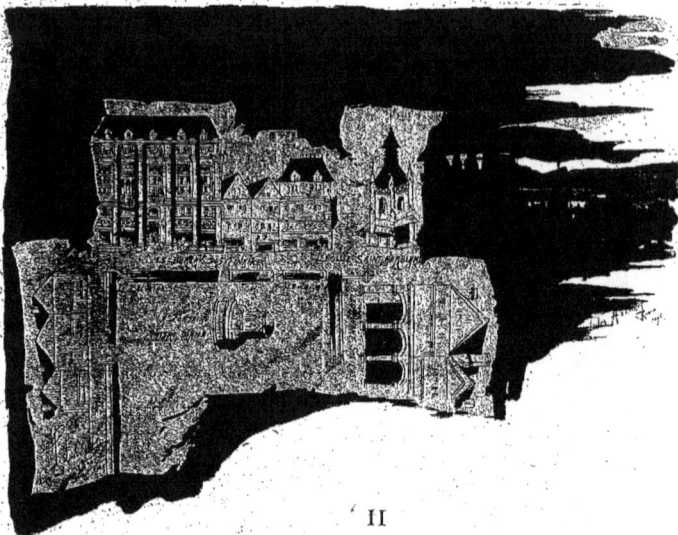

II

Ce qu'était Rouen au XVIᵉ Siècle

On conserve aux archives municipales un manuscrit — *le Livre des Fontaines*, de Jacques Le Lieur — qui est pour l'histoire d'une ville un des plus précieux documents qu'il soit possible de rêver. Ce manuscrit, auquel on donnait autrefois le nom de *Livre enchaîné*, parce qu'il était fixé sur une table à l'aide d'une chaîne et d'un cadenas, représente *tous les édifices et toutes les maisons* qui, au XVIᵉ siècle, s'élevaient de chaque côté des rues où passaient les conduites amenant l'eau aux fontaines.

On a déjà reproduit plusieurs fois des fragments de ce manuscrit précieux, dont les longues bandes de parchemin, se dépliant comme un alphabet enfantin, nous ont légué la plus complète image que l'on puisse souhaiter de différents quartiers de Rouen en l'an 1525.

En 1834, André Potier et E. de la Quérière, et, en 1845, T. de Jolimont, avaient étudié et reproduit les principaux édifices de la ville; nous-même, en 1892, nous avons publié, en une série de vingt eaux-fortes avec texte[1], toutes ces rues et toutes ces ruelles, toutes ces places et ces marchés, toutes ces églises et ces flèches, qui ont fait donner à Rouen, par quelques artistes enthousiastes, le surnom de Ville au Cent Clochers, et dont les admirables

1. Rouen, Lestringant, éditeur.

spécimens architecturaux qui nous restent encore ont fait dans le monde entier une juste célébrité à la vieille capitale de la Normandie.

C'est donc une des places de Rouen, telle que la donne ce manuscrit, avec de très légères modifications, qui est édifiée à l'extrémité du cours Saint-Paul, sur une partie de la place circulaire, en arrière de laquelle se détachent sur le ciel les deux clochers romans d'une église achevée cette année même, d'après les plans de M. Eug. Barthélemy, le fils de celui qui édifia, entre autres jolis bijoux, la délicieuse flèche en pierre de l'église Saint-Maclou.

Mais, même en prenant pour point de départ le manuscrit de Le Lieur, on n'avait que l'embarras du choix. On pouvait prendre soit le Vieux-Marché avec les halles de la Boucherie, et soit aussi ce qu'on appelle aujourd'hui la place de la Pucelle, mais avec la ravissante fontaine qui n'existe plus, soit enfin le Parvis de la Cathédrale.

En décrivant plus loin ce qui se trouve sur le Parvis, on comprendra pourquoi cette place a été choisie de préférence à toutes les autres, et en la visitant on le comprendra mieux encore. L'effet de lumière obtenu en obligeant le visiteur à traverser un passage obscur et voûté, a pour but de dérouter les regards, et malgré soi, quelque prévenu que l'on puisse être des légères modifications de dimensions que l'on a dû faire subir aux monuments représentés, la place du Parvis apparaît telle que la représente ce manuscrit du XVIe siècle, et nous donne l'ensemble d'un admirable Rouen disparu, un Rouen au XVIe siècle, qui a vu se dérouler tant de faits, dont la liste, même incomplète, n'est peut-être pas inutile à rappeler ici.

C'est au XVIe siècle que les solennelles assemblées des Etats-Généraux de province, dans la grande salle de Saint-Oüen (1577), et le Concile provincial de 1581, tenu sous la présidence du Cardinal Charles de Bourbon, ont accompagné les émeutes des Religionnaires et les scènes tumultueuses entre huguenots et catholiques exaltés (1570-1576).

Les Processions de nuit des Pénitents ont alterné avec ces entrées royales ou ces cortèges princiers dont les relations éblouissent encore, comme l'a si bien dit Paul de Saint-Victor, car ces personnages habillés de drap d'or et de toile d'argent, ces profusions de perles, ces pluies de bijoux, ces mascarades et ces cavalcades, ces tournois et ces joutes nautiques, tout cela, c'est le luxe, sinistre à force d'être excessif, d'une orgie romaine.

A ces spectacles brillants succèdent des famines et des pestes, et les rues de Rouen, parcourues naguère par de brillants cavaliers, et redevenues silencieuses, ne voient leur solitude troublée que par ces sinistres marqueurs, vêtus de bleu, traçant une croix blanche sur les maisons des pestiférés, et, en 1521, cinquante mille personnes sont enlevées par le terrible fléau.

Ouragans et inondations succèdent à ces pestes et à ces famines.

Et au milieu de tout cela, la Mascarade des Conards parcourt la ville ; c'est une fantastique et burlesque procession de plus de deux mille cinq cents personnages diversement accoutrés. Les ébats et joyeusetés des clercs de la Basoche, les « monstres » des suppôts de la Régence, les comedies et les farces sont les éclats de rire du siècle.

Mais bientôt revient la note lugubre : les criminels trimballés demi-nus par la ville, tenaillés de tenailles chaudes jusqu'à ce que leurs membres soient arrachés.

On fait bouillir vifs les faux-monnayeurs et les voleurs, et une ordonnance royale (1534) crée le supplice de la roue, sur laquelle les condamnés, rompus vifs, seront laissés pour vivre autant qu'ils pourront vivre. On ouvre la gorge aux blasphémateurs, on leur perce la langue d'un fer chaud, et les supplices n'ont pas toujours lieu sur la place du Marché-aux-Veaux.

On semble s'ingénier à offrir à chaque carrefour ce spectacle terrible : place de la Croix-de-Pierre, on brûle vif (1528) un disciple de Luther; sur les quais (1539), un joueur de dés est battu de verges. On brûle des bergers convaincus de sorcellerie (1540); un prêtre qui a mutilé une hostie est étranglé à la Vieille-Tour (1555). Parfois, deux quartiers se partagent le spectacle du supplice : sur l'altre Notre-Dame, on dégrade un prêtre condamné pour hérésie (1533), et sur le Vieux-Marché, on l'étrangle et on le brûle. On brûle vive encore une femme qui a épousé l'assassin de son mari.

Et au milieu de ces supplices, de ces bûchers qui flambaient presque journellement, ce sont des mascarades folles et des entrées somptueuses, des conciles, des assemblées et des lits de justice où se déploie encore la pompe royale. Puis, les vaisseaux du Roi viennent hiverner dans le port de Rouen, et, en 1547, une flotte de seize galères royales part de là pour tenter une expédition en Ecosse.

Pendant ce temps, cependant, d'habiles artisans travaillent avec ardeur. La fabrication des étoffes de soie, des draps d'or et d'argent, s'introduit vers le milieu du siècle, et plus de deux mille cinq cents tisserands en soie vont produire ces luxueuses étoffes dont, pendant deux siècles encore, la fabrication sera florissante.

Et Rouen, au xvi⁰ siècle, voit aussi de nouveaux édifices se construire ou s'achever.

On reconstruit en 1503, et on achève trente ans plus tard, cette église Saint-Nicolas, dont il ne reste plus rien. Dès les premières années du siècle (1505-1507-1508), et à peu de distance l'une de l'autre, on entreprend la construction de l'Hôtel abbatial de Saint-Ouen, une merveille disparue, et de l'Hôtel du Bourgtheroulde et de la Cour des Aydes ou Bureau des Finances, deux bijoux dont on ne se préoccupe pas assez, que le temps et les hommes ont épargnés jusqu'à ce jour, mais sur lesquels, cependant, nous devons veiller pieusement.

On agrandit déjà le Palais-de-Justice (1526) et on achève le grand portail de la Cathédrale (1530).

On édifie l'élégante pyramide en charpente et en plomb de Saint-Maclou (1511-1520), la tour de l'église Saint-André (1542) et le clocher de Saint-Martin-du-Pont (1525-1544), dont

ROUEN AU XVIᵉ SIÈCLE

Vue d'ensemble de la ville, d'après les documents fournis par J. Le Lieur (1525)

Le Lieur, avec une précision de dessin vraiment exquise, semble avoir pris plaisir à détailler les ornements de plomb ajourés et la silhouette élégante.

Puis, on « bâtit » l'arcade de la Grosse-Horloge (1527), on reconstruit la Halle aux Drapiers (1542) et on reconstruit encore ou on répare les portes Cauchoise et Saint-Hilaire, les bastions et les boulevards du Vieux-Palais (1579). A l'intérieur de la Cathédrale, on accole aux fenestrages de la chapelle de la Vierge ces deux immenses tombeaux de Louis de Brézé et de Georges d'Amboise, ces mausolées de marbre et d'albâtre dont les figurines délicieuses ont été ciselées avec amour et dont l'ornementation est d'une prodigieuse richesse.

Tels furent les épisodes principaux de ce xvi⁰ siècle, — de cette brillante époque de Rouen dont un petit coin vient d'être évoqué et va revivre quelques mois, grâce au Conseil supérieur de l'Exposition de 1896.

La grande vignette, que nous avons accompagnée d'une légende des plus complètes — sans tomber toutefois dans l'extrême minutie à laquelle on eût pu facilement se laisser entraîner, à cause de l'abondance des documents à mettre en valeur — la grande vignette qui occupe une double page de ce chapitre est d'ailleurs destinée à donner l'aspect de toute la ville au xvi⁰ siècle.

Une grande miniature, conservée aujourd'hui au Musée-Bibliothèque — restaurée, hélas ! il y a une cinquantaine d'années, et qui, par suite, nous apparaît aujourd'hui rehaussée de touches gouachées d'une fraîcheur de ton invraisemblable — nous fait connaître, néanmoins, assez exactement l'aspect de Rouen à cette époque.

Jacques Le Lieur avait conçu cette vue comme le véritable frontispice de son curieux manuscrit ; il avait songé, avant de donner le détail de toutes les rues, à donner un aspect d'ensemble, et sans nul souci de la perspective — on ne s'en préoccupait que fort peu en ces temps heureux pour les vignettistes, où avec la plus parfaite sérénité on représentait une figure à cheval dépassant de beaucoup les toitures d'un château-fort — sans nul souci de la perspective, répétons-le, mais avec la préoccupation cependant d'une exactitude relative dans les détails principaux, Le Lieur a donné une vue de Rouen, prise de Saint-Sever, qui nous a permis — traduite pour ainsi dire « du vieux Rouennais en moderne » — de présenter d'une façon plus intelligible pour tous une vue de notre ville, prise de Saint-Sever, jadis Emendreville. Ah ! nous sommes loin des quais actuels, des talus bien dressés, des maisons bien régulières. Ah ! nous sommes loin aussi des steamers aux panaches de fumée, des grues sifflantes, des sirènes assourdissantes et des tas de marchandises s'élevant en gigantesques monceaux, véritables collines, que les locomotives remorquant de longs trains de wagons lourdement chargés contournent, traversant successivement des pays fantastiques aux montagnes blanches comme de la craie, puis brusquement noires comme de l'encre, sans compter les pyramides de futailles ou les amoncellements de poutres et de poutrelles brochant sur le tout.

Ah! oui, nous sommes loin de tout cela; le fleuve plus large, dont les berges plates disparaissent insensiblement en pente douce, n'est sillonné que par de lourdes galiotes ou de fines caravelles. Leurs coques — que sur le dessin Le Lieur semble avoir peintes avec du goudron — lourdes et informes sembleront enfantines aux constructeurs de navires d'aujourd'hui, qui, le compas à la main, ne reculent pas devant les épures compliquées, pour effiler les contours en appliquant des formules dont la vue seule suffit à donner le vertige aux profanes. Soit, ces navires sont barbares! mais, était-il aussi barbare, l'aspect de la ville? Sans doute nos quais bien éclairés d'aujourd'hui sont, la nuit, d'une poésie bien pénétrante. Vue du milieu du fleuve, cette longue file de lumières bien alignées, se prolongeant à l'infini, se reflétant dans l'eau et se perdant parfois dans la brume, donne une sensation grandiose que les quais d'autrefois ne donnaient pas.

Eux, toujours sombres, mal entretenus, pittoresques à plaisir, avec leurs fondrières se créant chaque jour, ils eussent pourtant donné aux chercheurs de premiers plans des satisfactions sans nombre. Mais il est probable que personne, sauf les marchands venus des pays lointains et veillant d'un œil jaloux sur leurs marchandises jusqu'à ce qu'elles fussent déposées en lieu sûr, il est probable que personne ne se hasardait sur ces étroites langues de terre longeant de hautes murailles percées de portes soigneusement verrouillées. On aurait eu beau crier à l'assassin, il n'est pas bien sûr que le veilleur, dont l'unique lanterne donnait un point lumineux à la meurtrière de la tourelle, eût daigné se déranger pour si peu de chose.

C'était un des côtés pittoresques mais désagréables du XVIᵉ siècle; mais, pour quelques petits ennuis de ce genre, que de jolies compensations.

Songe-t-on au spectacle admirable de cette ceinture de murailles entrecoupées de quelques portes donnant accès sur les quais? Et au-dessus de cette ceinture représentons-nous par la pensée tous nos édifices, tous nos clochers, toutes nos pyramides, toutes nos églises se dressant de toute leur hauteur vers le ciel, paraissant encore plus grands au milieu des maisons basses qui les enserrent, paraissant plus riches encore au-dessus des toitures de tuiles aux versants moussus.

Lorsque au loin, dans les plaines de Saint-Sever ou sur les plateaux du côté du Nord, cette masse de clochers étroitement pressés les uns contre les autres apparaissait brillamment éclairée, les dentelures se découpant au soleil paraissant plus délicates encore, les fines aiguilles aux facettes lumineuses paraissant aussi plus éclatantes, l'effet devait être incomparable, l'attraction irrésistible. Est-ce à dire qu'à cette époque tous les édifices étaient terminés et parachevés? Oh! que non pas — et c'est peut-être là un de ces détails sur lesquels il faut insister pour donner une preuve de l'exactitude des documents donnés par Jacques Le Lieur.

Ce qui frappe tout d'abord dans cette vue d'ensemble de la ville, n'est-ce pas la Cathédrale sans flèche? Et la Cathédrale de Rouen sans flèche, n'est-ce pas fait pour dérouter au premier abord?

Eh bien! au contraire, cet échafaudage informe qui surmonte la tour centrale de notre Cathédrale, et que le dessinateur a fidèlement reproduit, c'est une des preuves les plus évidentes de le conscience du miniaturiste. En 1514, la flèche de la Cathédrale construite par Enguerrand (1228), et qui n'avait pas moins de 411 pieds de hauteur, est brûlée, le feu ayant été communiqué à la charpente trois fois séculaire par quelques étincelles échappées du réchaud des plombiers. Deux ans après, Rouland le Roux établit une charpente provisoire sur la lanterne — or Le Lieur dessina en 1525 — et en 1542 on commence, par les ordres de Georges d'Amboise, et pour la terminer en deux années à peine, cette pyramide de Robert Becquet, dont la construction n'avait pas employé moins de 3,472 pièces de bois, qui mesurait 396 pieds de haut, et qui devait être incendiée par la foudre en 1822. Cette flèche pittoresque au premier chef, que Bonnington a vue si bien, qu'il a su envelopper d'une atmosphère si lumineuse dans ses lithographies si brillamment colorées, c'était une des caractéristiques de Rouen au XVIe siècle et du Rouen disparu. Elle a été remplacée par ce que nous voyons aujourd'hui, par la flèche en fonte ajourée d'Alavoine — qui est juste la moitié de cette Tour Eiffel tant renommée, soit dit en passant — qui est encore une caractéristique du Rouen moderne, et est aussi un trait-d'union pour ainsi dire entre les splendeurs des artistes du passé et l'habileté des constructeurs d'aujourd'hui.

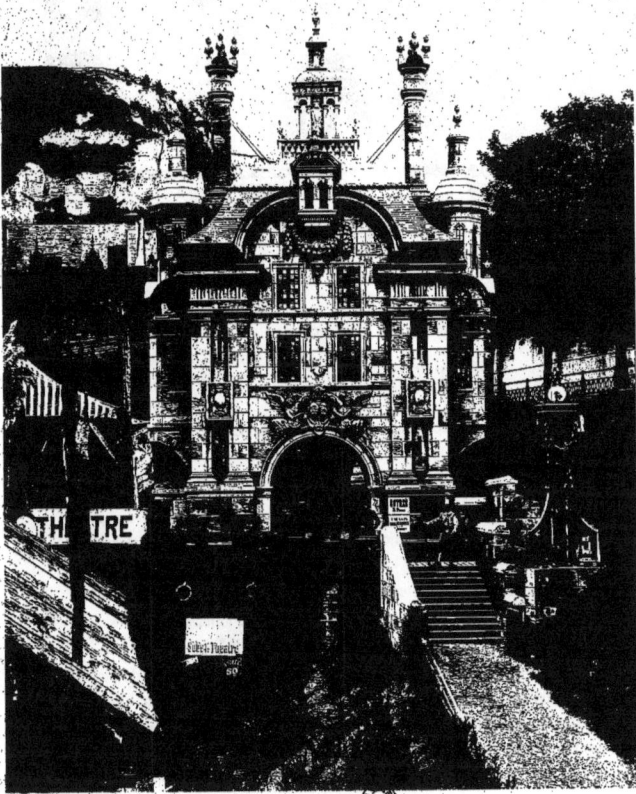

LE VIEUX-ROUEN

LA PORTE DU BAC

LECERF, IMP.-ÉDITEUR

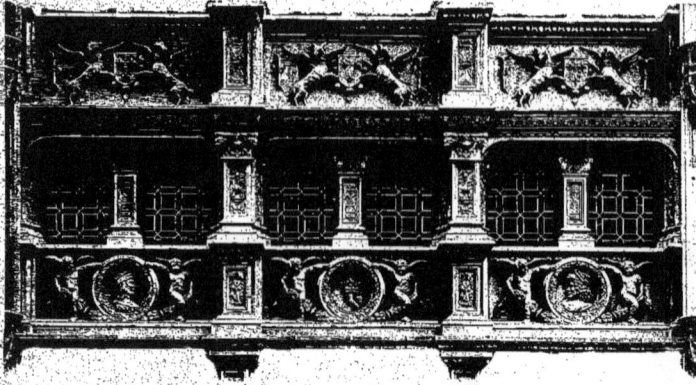

L'Entresol du Bureau des Finances

III

Le Vieux-Rouen

La Porte du Bac au XVIIe siècle

L'entrée du Vieux-Rouen est annoncée par la Porte du Bac.

C'est une construction de P. Hardouyn (1610), c'est une porte Louis XIII avec son profil élégant et ses combles, avec son campanile ajouré, et ses cheminées avec des frontons surmontés de pots à feu.

Des pilastres avec cartouches supportent l'entablement. Au-dessus de la baie voûtée, d'eux figures ailées soutiennent les écussons de la province et de la ville. Les fenêtres sont vitrées de carreaux verts minuscules, les tourelles se terminent en trompe. A l'estacade des quais sont scellés de gros anneaux de fer, et, en avant de la porte, sur un massif de pierre, au pied du petit mur qui borde l'escalier, un grand fanal de fer à volutes, dont le dessin est inspiré du joli fanal du square Saint-Roch au Havre — fanal qui, autrefois, était près de la fameuse tour François Ier — est terminé par une de ces immenses couronnes fleuronnées au milieu desquelles de grands brasiers ou des torches enflammées projetaient jadis au loin leurs lueurs directrices.

La Porte du Bac n'existe plus depuis longtemps. Dès les premières années du siècle elle était réduite — les vues de cette époque en font foi — à l'état de masse informe ; les dessinateurs et les graveurs nous l'ont représentée maintes fois ainsi, privée de son comble, de son campanile et de ses cheminées.

La toiture en terrasse bordée d'une balustrade de fer, les entablements détruits, les sculptures déjà frustes, de plus, crime impardonnable, un défaut d'alignement lors de l'agrandissement des quais en 1810, il n'en fallait pas plus pour faire disparaître la vieille porte, reconstituée aujourd'hui.

Sous la voûte se tiennent, comme autrefois, des soldats armés du mousquet, salade en tête et portant sur leur justaucorps les armes de la Ville, brodées en or et couleur.

Le Parvis Notre-Dame au XVIᵉ siècle

La porte franchie, un étroit passage mène de cette porte à l'altre Notre-Dame ; ce passage longe de petites bicoques aux fenêtres vitrées de vieux carreaux, puis bientôt on s'engage sous un passage voûté. On entre ainsi dans le soubassement de la Cathédrale, on se trouve sous une voûte ogivale à peine éclairée par des ouvertures grillées, et au tournant de ces ogives surbaissées que viennent rompre des masses de contreforts bizarrement enchevêtrés, on débouche sous le portail de la Cathédrale et on a devant soi l'ensemble du Parvis tel qu'il était au xviᵉ siècle.

Les Portails de la Cathédrale

Le grand Portail et le petit Portail de la Cathédrale, restitués avec la plus rigoureuse exactitude par MM. Edm. Bonet et fils, montrent l'habileté et la conscience artistique des sculpteurs. Les mille et un détails de ces arcatures délicates ont été rendus et modelés à nouveau avec un soin extrême, et le peintre-décorateur aidant, l'illusion est complète.

C'est la base seule des portails qui a été reproduite en relief ; au-dessus, des tapisseries, dont nous parlerons plus loin, complètent la décoration.

Mais dès la sortie, l'œil embrasse tout l'ensemble du Parvis, et il n'est peut-être pas sans intérêt, le premier moment de surprise passé, de dire quelques mots des moyens d'exécution de cet ensemble.

Lorsqu'on arrive sur le Parvis, si on a la sensation du réel, il n'en faut pas moins songer que tout cela est *truqué ;* et comme en général on est assez friand de faire un tour dans les *coulisses,* il n'est peut-être pas inutile de dévoiler ici les procédés d'exécution de ces décors en relief.

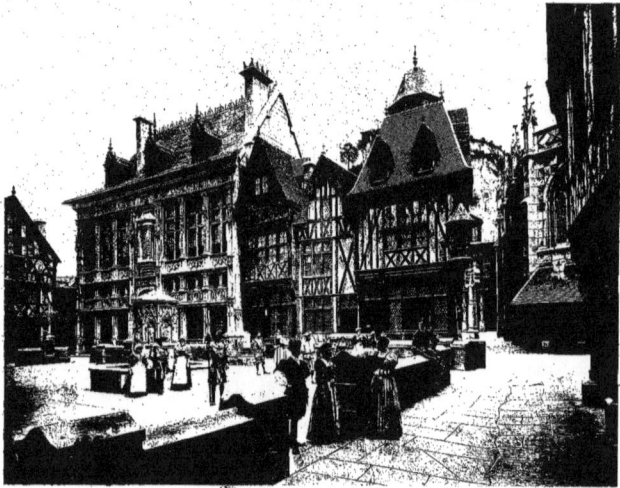

D'abord un squelette en charpente était nécessaire — squelette formé de pièces de bois destinées à rester toujours apparentes et à donner l'illusion du réel, et aussi formé de combinaisons de poutres et de poutrelles destinées à être recouvertes de plâtre ou de staff.

Dans la mise en œuvre de ces premières charpentes si nécessaires, et d'où dépendait la réussite de l'œuvre, nous devons rendre justice au dévouement et à l'habileté de l'entrepreneur de charpente, M. Villette ; aidé de contre-maîtres très intelligents, MM. Sailly et Tassery, il sut interpréter fort bien les dessins où les croquis crayonnés au hasard, sur un pan de mur ou sur un pan de bois, que nous leur indiquions rapidement, nous préoccupant surtout des effets de perspective ultérieurs.

Ces squelettes terminés, vint alors le tour de MM. Bonet et fils qui, aidés pour les surfaces plâtrées par M. Bougon, durent donner à ces carcasses ajourées l'aspect solide. Des lambris de plâtre sur lattis jointifs et non de plâtre uni et *fignolé*, mais laissé rugueux pour mieux accrocher les teintes, étant destinés à devenir des murailles de pierre. Mais pour rendre l'ensemble encore plus pittoresque, il fallait mettre en faux aplomb un certain nombre de maisons du Vieux-Rouen, et voici comment on procéda.

La charpente des maisons du côté nord du Parvis étant mise en place fut soigneusement calée et édifiée sur un plan rigoureusement horizontal, et les trois façades furent reliées entre elles. Ceci fait, on enleva les cales, non pas d'un seul coup, mais successivement et dans un certain ordre ; en un mot, on simula un affaissement du sol ; et en procédant méthodiquement, on vit les façades s'incliner l'une sur l'autre, et les pans de bois, sous cet effort continu, devinrent ventrus et pittoresques à plaisir. Lorsque le résultat fut jugé satisfaisant, on relia à nouveau les façades ainsi décrochées, on boulonna fortement les pièces de charpente.... on avait réalisé en quelques minutes les affaissements de sol des temps passés, qui ont demandé des siècles.

Mais ce procédé de pittoresque n'était pas applicable à toutes les maisons, et d'ailleurs l'effet eût été trop monotone. Aussi, pour les maisons sur avant-soliers, on eut recours à un autre moyen. On édifia les gros piliers, — très droits, — mais on les forma de forts madriers étroits ; puis, toujours avec la préoccupation de rappeler un affaissement du sol dans une direction donnée, on simula avec des tringles l'inclinaison d'un gros pilier ayant commencé un mouvement de torsion, et les autres piliers, plus ou moins inclinés successivement suivant le mouvement général, furent transformés en grosses masses carrées d'obliquités diverses ; enfin, lattés et plâtrés, leurs larges surfaces, d'une blancheur immaculée, furent ensuite métamorphosées en pans de vieux chêne par les soins du décorateur. Pour les lambris en plâtre, pour les moulures formant saillies *poussées* à l'aide de profils découpés, rien de nouveau à signaler. Certaines parties du Vieux-Rouen ont été faites suivant l'usage et avec le même soin que pour les constructions réelles qui doivent durer de longues années.

Mais, pour les façades très ornementées, pour la façade du Bureau des Finances d'abord, et pour les bases du Portail de la Cathédrale, ce furent les panneaux de staff qui durent être employés exclusivement. On sait que le staff consiste tout simplement en un mélange de plâtre et de chanvre que l'on coule dans les moules : une couche très mince de plâtre liquide, une couche de filaments de chanvre, soigneusement étendus, une nouvelle couche de plâtre et ainsi de suite. A l'aide de ces couches alternées durcissant ensemble, on obtient des panneaux très légers qui, consolidés avec des tringles de bois, peuvent résister à des chocs même violents et sont d'un maniement très facile. Toute la façade du Bureau des Finances est ainsi formée de panneaux superposés. Elle a été montée — et elle pourrait être démontée — avec la plus grande facilité, tous les panneaux se décomposant suivant les grandes lignes architecturales du monument.

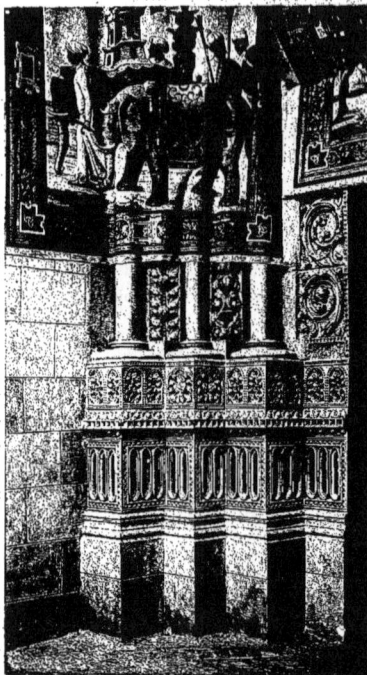

Le petit Portail de Notre-Dame

Il en est et pourrait en être de même, soit dit en passant, des Portails de la Cathédrale, de la maison Renaissance à décoration de caissons, et des autres parties où les motifs de sculpture dominent.

Mais, pour obtenir ces panneaux de staff, il faut des moules, et pour avoir des moules il faut des modèles.

Mouler ou estamper la Cathédrale ou le Bureau des Finances, il n'y fallait pas songer. La Cathédrale, parce que c'est un monument historique, et que l'État n'autorise le moulage que pour son Musée du Trocadéro ; le Bureau des Finances, parce qu'il est trop fruste d'abord

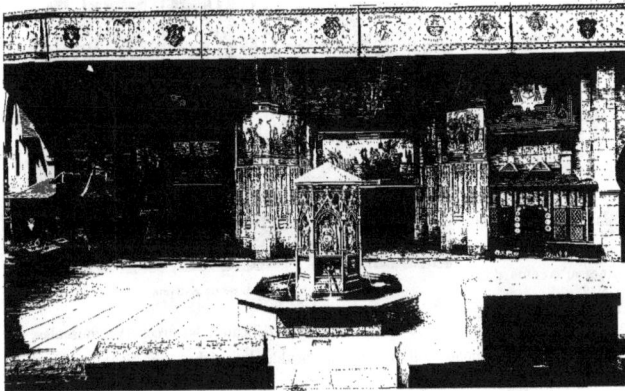

LE VIEUX ROUEN

et qu'il est reproduit à une échelle un peu moins grande que l'original, très peu cependant, tout au plus put-on, grâce à l'autorisation du propriétaire, estamper quelques moulures destinées à servir de renseignements.

Dans ces conditions, et pour se procurer les modèles, M. Edm. Bonet n'hésita pas devant la formidable besogne, — nous devons lui rendre cette justice. Les profils étant relevés et redessinés, il fit *modeler* le tout à nouveau dans ses ateliers. Pendant plusieurs mois, une armée de modeleurs reproduisit en terre glaise les fines arabesques, les statuettes, les médaillons, les bas-reliefs; et pour les détails d'une extrême finesse, comme dans le grand Portail de la Cathé-

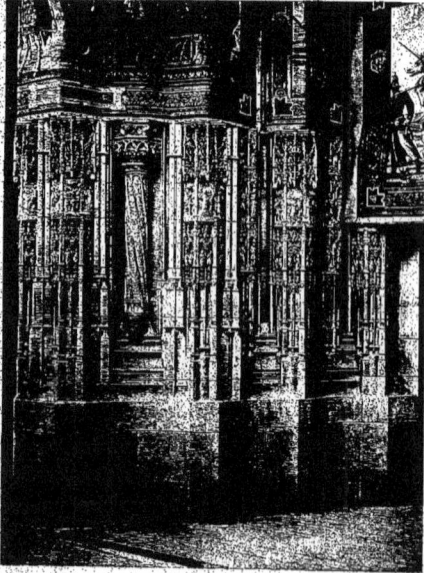

Le grand Portail de Notre-Dame

drale, par exemple, il fit exécuter en cire les arcatures délicates, les crochets minuscules, et restaura tout ce petit monde lilliputien qui meuble les niches du Vieux-Rouen et qui, sur la place de la Cathédrale actuelle, n'existe que décapité, mutilé et absolument méconnaissable. Ces modèles faits, coulés en staff, ajustés avec soin par fragments, furent apportés de l'atelier prêts à poser, et c'est ainsi que furent édifiés ces deux Portails de la Cathédrale que nous devons signaler tout particulièrement comme un travail artistique des plus précieux et dont tout le mérite doit être reporté sur le courageux sculpteur qui n'a pas reculé devant cette besogne effrayante de Titan, faisant la navette sans discontinuer de son atelier de l'île Lacroix à la place Saint-Paul, surveillant chaque jour la mise en place de quelque morceau achevé, pendant que la pléiade des mouleurs continuait à monter de nouveaux pilastres ou à ajuster de nouveaux reliefs.

Les Tapisseries de la Cathédrale

Au-dessus du Portail, on a fait faire des imitations de tapisseries du temps. Ceci demande quelques explications qu'il est temps de donner.

C'est la « Déduction du somptueux ordre, plaisants spectacles, etc., dressés par les citoïens de Rouen, ville Métropolitaine du païs de Normandie », qui se vendait à Rouen en 1551 « chez Robert Le Hoy, Robert et Jehan ditz du Gord, tenant leurs boutiques au Portail des Libraires », et reproduisait en de nombreuses gravures sur bois admirablement composées les magnificences du cortège allégorique qui défila devant le roi Henri II, en 1550, qui a servi de thème au décorateur pour exécuter les tapisseries qui décorent les bases du Portail de la Cathédrale.

Dans l'impossibilité où on se trouvait de reproduire en moulage de plâtre ou de staff l'élévation de la façade de la Cathédrale, il fallut songer à une décoration à la fois riche et colorée et inventer des motifs de tapisseries. Après avoir songé à fac-similer quelques-unes des belles tapisseries de la Cathédrale, qui, à de certains jours, enveloppent les piliers de la grande nef et donnent à la Métropole un aspect de fête, nous dûmes renoncer à cette première idée, car les tapisseries n'étaient point à l'échelle de notre façade.

Au lieu d'inventer, nous mîmes alors sous les yeux du décorateur les bois gravés de cette Entrée royale connue de tous les bibliophiles, et après avoir discuté ensemble le choix des sujets, nous choisîmes sept vignettes que M. Parmentier entreprit sur-le-champ de mettre à l'étude. Il lui fallut d'abord composer de grands cartons au fusain en cherchant à préciser les indications de la vignette, puis composer des bordures avec attributs (armes de France, croissants enlacés) et cartouches pour recevoir les dates ou de courtes légendes. Les cartons terminés avec de nombreux repentirs et des retouches de détail inimaginables, il fallut piquer les cartons, décalquer sur toile et fixer le tracé définitif.

On a choisi une toile à gros grain, spécialement réservée aux imitations des tapisseries fort à la mode depuis quelques années pour les décorations des salles à manger, et on a peint avec des couleurs à l'essence tous ces panneaux qui représentent ainsi une grande partie de l'entrée de Henri II. Ces restitutions de M. Parmentier sont donc comme d'importants fragments d'une suite de tapisseries qui *auraient pu être faites* vers la seconde moitié du XVIᵉ siècle pour conserver le souvenir de ces fêtes merveilleuses..... série qui aurait pu exister, mais qui en tout cas n'est pas parvenue jusqu'à nous. Les sujets représentés sur les tapisseries sont les suivants :

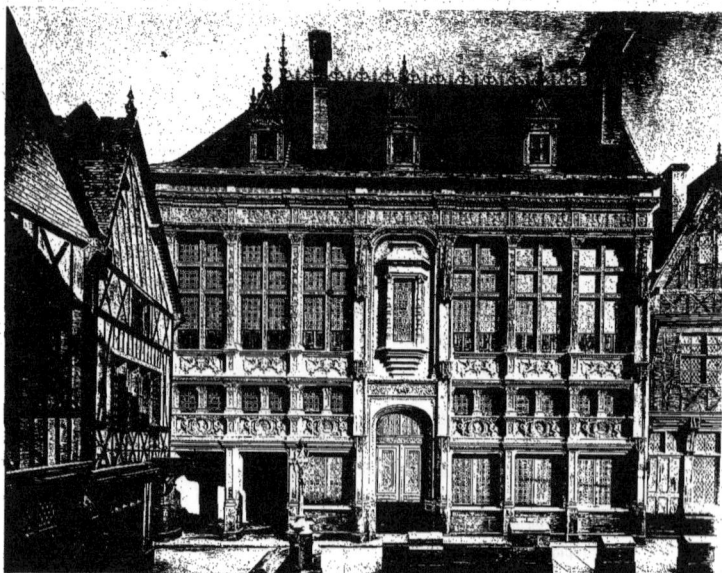

LE VIEUX-ROUEN

LE BUREAU DES FINANCES

REVUE ILLUSTRÉE DE L'EXPOSITION — ROUEN 1896

LUCERAL, IMP.-ÉDITEUR

Sur le grand Portail : *le Char de Religion*, tel est le titre de la composition que M. Parmentier a reproduite. La relation de l'entrée de Henri II ne tarit pas d'éloges sur les deux licornes attelées au char et conduites par deux hommes en turban; sur les « trois dames d'un maintien gracieux et affable »; celle du milieu « se nommant *Vesta, déesse de religion* », ayant des ailes d'argent et d'azur et soutenant dans ses mains « un temple ou église de fin or » travaillé comme un objet d'orfèvrerie. A sa droite et à sa gauche étaient deux femmes, l'une « nommée *Majesté Royale* », et l'autre « *Victorieuse Vesta*, mère de Révérence et aïeule de Majesté », et tenant une palme à la main. « Au front du dit Char triomphant — pour parler comme le narrateur de 1551 — estoient assises deux aultres dames, l'une nommée *Révérence* et l'autre *Crainte* » et enfin, derrière le char se voyait « un beau et honneste personnage, lequel d'une grave démarche portait en ses mains une grande image de fin argent poli et buriné artificiellement, représentant l'effigie et similitude de la Vierge Marie ». Et, comme malgré toutes ces descriptions, l'auteur de la « Déduction du somptueux ordre, » sentait bien qu'il avait encore quelques explications à donner pour être, non pas tout à fait clair, mais moins obscur, il avait soin de rappeler que l'ancienne poésie des philosophes ethniques enseignait que : *Victorieuse Vesta* était mère d'*Honneur* et de *Révérence*, « lesquels deux mariés ensemble engendrèrent Majesté ». A cette cause les Romains firent jadis construire le temple d'*Honneur* et de *Révérence* si prochain de *Victorieuse Vesta*, « qu'il n'étoit loysible entrer au temple de Révérence que par et en passant au travers de celui de Vertu, en dénotation que, par le moyen de Victorieuse Vertu, Honneur et Révérence sont acquis et conséquemment la majorité des princes vertueux est augmentée et stabilée, attrayans par clémence et justice, l'amour et crainte de leurs sujets ».

Et voilà comment on aimait à commenter et à expliquer (!) au temps jadis les allégories de ce genre. Heureusement que les dessinateurs des vignettes sur bois avaient plus de talent que l'écrivain, car ces compositions très claires, savamment pondérées, ont pu être grandies dans des proportions considérables, sans rien perdre de leur style et de leurs qualités.

Au-dessus de l'entrée du petit Portail de la Cathédrale est tendue une tapisserie représentant *les illustres Capitaines de Normandie*. Ces capitaines, couverts de corselets d'or, et le morion en tête, étaient armés de l'épée bâtarde et de la hache d'armes; au milieu d'eux six enseignes « ondoyaient au vent, imprimées des armoiries du pays de Normandie, semées d'yeux et de langues entremêlés de croissants d'argent », et ce groupe était destiné à rappeler la mémoire « de ces capitaines et redoutez gens d'armes que ce grand et fort pays de Normandie a produit, nourri et destinez pour la tuition et défense de la République française, lesquels ont fidellement et de grand cœur servy les Roys de France, leurs seigneurs, et ont conquis trois forts et opulents Royaumes de Naples, de Sicile et d'Angleterre ».

Sur les côtés de ce même petit Portail sont tendues deux autres tapisseries, représentant ce que la « déduction du somptueux ordre » appelle les deux figures des Eléphants. Ces éléphants « approchaient si près du naturel que ceux qui en avaient vus en Afrique de vivants, les eussent jugés à les voir éléphants non faintz ». Etaient-ce de simples cartonnages dissimulant deux jeunes gens, ancêtres sans le savoir des compères, qui font l'âne avec les Footiit, les Billy-Hayden et les autres clowns de notre temps? Etaient-ce des animaux affublés

de toile peinte? L'historien ne le dit pas, mais il décrit les vases de bronze exhalant des parfums qu'ils portaient; vases fixés sur leurs housses de satin liserées de rubans et de houppes de soie par des sangles de velours, et il parle aussi longuement des hommes à turban, qui dans ce cortège mirifique accompagnaient ces animaux superbes.

Les côtés du grand Portail sont enveloppés de deux autres tapisseries : l'une est la reproduction du *Char*

La Fontaine Notre-Dame

d'Heureuse Fortune, traîné par deux chevaux caparaçonnés. Sur le char, en arrière, sur une roue d'argent posée sur un « banqual » richement décoré, était assise la Fortune. Devant elle, sur une chaire « artificiellement ouvrée » et couverte d'un riche drap de velours violet, était assis « un beau et élégant personnage approchant de corsage et trait de visage à la noble personne du Roi ». A ses pieds, sur deux « bassets », étaient assises « deux petites filles de non moindre grâce que de beauté », et « sur un « bancher de velours » furent reçus « deux petits filz, autant beaux et bien formés que nature en saurait produire ». Les *Hommes d'Armes* « montés sur roussins forts rellevez et bien cropez, » portant cottes d'armes par dessus le harnois et tenant à la main des palmes de victoire. Deux tapisseries d'hommes sonnant de la trompe et de hérauts au casque empanaché terminent cette série de sujets que M. Parmentier a reproduite fort heureusement.

Ces brillants souvenirs de fêtes si merveilleusement composés et donnant une si juste idée de l'éclat de ces entrées royales dont la splendeur nous éblouit encore à des siècles de

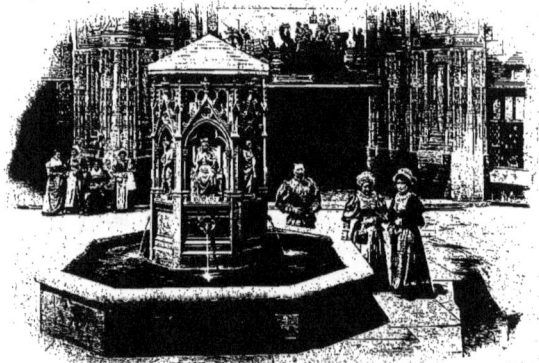

[...] désignés tout naturellement, ce nous semble, pour parer ces merveilleux [...] bijoux de pierre qui ne pouvaient être cachés que par des tissus plus [...] encore et d'une richesse étourdissante comme les aimait le xvi⁰ siècle.

[...] les grandes verrières du Portail, elles sont dissimulées par de grands tapis de [...] [...] tissés de [...] du xve et du xvi⁰ siècle. Sur le grand Portail, avec un [...] croisés se détachent les armes de Georges d'Amboise II (1510-1550) dont l'écu est [...] garnies de six pièces. Sur le petit Portail, ce sont les armoiries de Guillaume [...] (1453-1482), qui sont écartelées au premier et dernier d'Estouteville, qui est

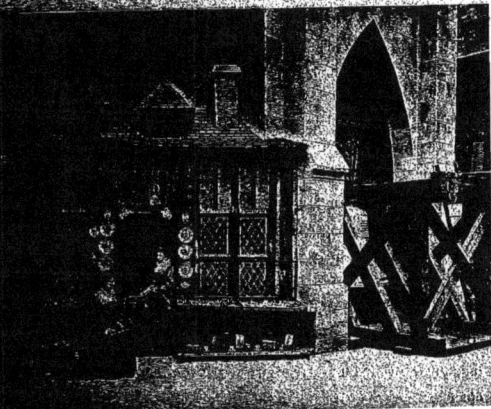

L'échoppe "Au Pélerinage de Notre-Dame"

[...] de gueules et d'Harcourt au lion morné de sable, au deuxième et troisième d'Harcourt, [...] de gueules à deux faces d'or, et sur le tout, de Bourbon qui est d'azur à trois fleurs [...] d'or, à la bande de gueules.

Les armes de Rodolphe Roussel (1443-1453) et de Robert de Croixmare (1482-1494) [...] les trois places, l'une près de l'échoppe du Pélerinage de Notre-Dame-de-Bonsecours, [...] au-dessus de l'horloge dont les rouages ont été faicts par maître Danner, horloger [...] Rouen et dont le cadran bleu et d'azur resplendit au-dessus de la boutique de l'orfèvre, [...] orné par quatre angles d'une lune, d'un soleil, d'une figure de profil aux joues [...] représentant le vent. Tout y est des croissants enlacés de la belle Diane de Poitiers. [...] suspendue à une balustrade qu'elle dissimule entièrement, une longue litre [...] (de 30 mètres de longueur), de plus fleuronnée de fleurs de lys, réunit les

14

armoiries des corporations de la Ville. Ce sont d'abord les boulangers, puis les pâtissiers-oublayeurs et les bouchers; viennent ensuite les marchands de vin, puis les tisseurs, les drapiers et les merciers. Après eux, les maçons, les charpentiers, les serruriers, les orfèvres, les fondeurs de cloches, les couteliers, les chirurgiens, les apothicaires et les imprimeurs, tous avec leurs devises ou leurs légendes faisant miroiter leurs champs et leurs attributs d'or et de couleur, et terminant ainsi par une bande brillante la décoration de la façade de la Cathédrale.

Le Parvis

Le Parvis, enclos de petits murs, est orné aux deux extrémités de deux calvaires, et au centre d'une fontaine octogonale avec figures de la Vierge assise et figures d'anges sur les petits tympans. Reconstruite d'après le dessin de Le Lieur, cette fontaine a disparu depuis longtemps et elle a été remplacée au siècle dernier par une autre fontaine se terminant en dôme, qui, elle-même, a disparu aujourd'hui, et n'est plus remplacée que par d'horribles becs de gaz fontaines. *Sic transit gloria...*

Les deux calvaires, dont il n'existe qu'une indication très sommaire dans le manuscrit du xvie siècle, ont été reconstitués d'après des documents similaires et indiquent bien les limites de cet attre Notre-Dame sur lequel le Chapitre avait son droit de juridiction.

Du côté d'une échoppe, où se trouvent des marchands d'objets de piété, est une sorte de tour percée d'une large baie ogivale. Elle abrite un beffroi supportant une grosse cloche.

D'un côté du beffroi, un écusson de gueules avec retroussis de feuilles dorées porte l'incription suivante :

CESTE CLOCHE,
MARIE VALENTINE,
CE JOURD'HUY SUR LE PARVIS DE NOSTRE-DAME,
PRENDRA BIENTOT PLACE EN L'ÉGLISE ABBATIALE DE FÉCAMP.

Et sur un autre écusson, formant pendant, on lit ces mots :

ELLE POISE
SEPT MILLE ET DEUX CENTS LIVRES
ET A ESTÉ FONDUE
PAR CHARLES DROUOT, MAISTRE FONDEUR A DOUAI EN FLANDRE.

Le Bureau des Finances

Mais, au fond du Parvis, la construction qui attire tout d'abord le regard et par son importance et par sa richesse, c'est le Bureau des Finances.

On sait — dit M. Ch. de Beaurepaire — que cet élégant Hôtel, avant d'être attribué à la juridiction dont il a gardé le nom, fut habité pendant près de deux siècles par la *Cour des Généraux*, dite plus tard la *Cour des Aides de Normandie*. Cette dernière juridiction est mentionnée dès 1480 comme ayant son siège près des Changes, devant l'Altre ou Parvis de la Cathédrale. Elle avait été précédée dans cet emplacement aux xii°, xiii° et xiv° siècles par les boulangers de Rouen ; au xiv° et au xv° par les changeurs.

Lors de la visite qu'il fit à l'église Métropolitaine en 1508, Louis XII, qui aimait les arts, fut singulièrement choqué de l'étroitesse des rues qui entouraient le Parvis. Il ordonna la destruction des Changes et décida la construction de l'Hôtel des Généraux que nous voyons aujourd'hui. Le premier des généraux dit le Général de Normandie, fut Thomas Bohier, baron de Saint-Cierque, dont les traits ont été conservés par un médaillon le représentant en buste, la tête couverte d'une toque, avec cette devise : *S'il vient à point.*

Le Bureau des Finances (1509-1542) est l'œuvre d'un maître des œuvres de maçonnerie fort en réputation dans le temps où il vivait : Roland Le Roux, architecte de la Cathédrale, le neveu de ce Jean Le Roux auquel on doit la construction de la façade de cette grande église.

Le Bureau des Finances, tel qu'il a été redessiné, modelé et moulé en staff par M. Edmond Bonet, est une construction d'une richesse de détails exceptionnelle et d'un ensemble architectural grandiose.

Au-dessus du rez-de-chaussée, le petit entresol avec pilastres d'une très ingénieuse disposition, fait paraître plus grands encore les immenses meneaux des hautes fenêtres de l'étage supérieur. Les bahuts ou « allèges » des étages sont ornés soit de médaillons avec le chiffre et le profil de Louis XII, soit d'armoiries avec fleurs de lys. Au-dessus de la porte d'entrée est représenté le Porc-épic que Louis XII conserva dans ses armes comme ancien grand-maître de l'Ordre du Porc-épic fondé par son aïeul. Quatre pilastres de cette construction sont décorés de supports et de dais à pinacles d'une extrême délicatesse d'exécution, et les quatre autres sont décorés de figurines, singes accroupis, sirènes, vases et godrons se superposant à l'infini. Quant au grand entablement qui termine la construction, il est décoré sur les moulures saillantes de guirlandes d'un effet décoratif très intense. Enfin, la tourelle à encorbellement — mutilée en 1823 et démolie en 1827 — a été rétablie au-dessus de la grande porte d'entrée de cette superbe construction de la Renaissance, dont la restitution édifiée au Vieux-Rouen fera juger mieux encore du lamentable état actuel de l'original.

Disparues aussi les lucarnes à fronton dignes de cet édifice; disparues aussi les cheminées et la crête ajourée; rongées, dévorées par le temps les sculptures délicates; tailladés sans merci les profils et les saillies par des occupants de toutes les époques, ne songeant qu'à loger de vulgaires fenêtres dans les baies si bien proportionnées; enfin tout le rez-de-chaussée aux pilastres chargés de fines arabesques, masqué sans pitié par de vulgaires panneaux de glace ou de menuiserie et... ce n'est pas tout encore : des enseignes sur toile et des lettres d'or brochant sur le tout avec la parfaite insouciance d'ignorants criant fort et empêchant d'entendre ce poème délicat de pierre, ciselé avec amour par les imagiers d'antan.

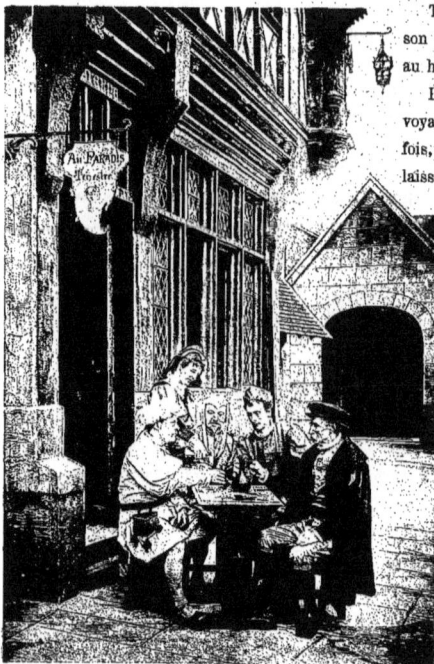

La Taverne "Au Paradis terrestre".

Tel est le Bureau des Finances dans son état actuel, tel qu'il s'élève encore au haut de la rue Grand-Pont.

Les visiteurs du Vieux-Rouen, en le voyant devant eux tel qu'il était autrefois, verront quel bijou précieux on a laissé perdre.

A force de laisser taillader et mutiler sans cesse les vieux monuments, une ville comme Rouen, quelque riche qu'elle soit en édifices, perdrait bientôt sa renommée. A côté des édifices classés, dont la conservation est assurée, il y a les constructions de moindre importance qui n'en sont pas moins précieux au double point de vue de l'histoire et de l'art; c'est sur ceux-là qu'il faut veiller sans relâche, et le Bureau des Finances, trop abandonné depuis longtemps, est dans ce cas.

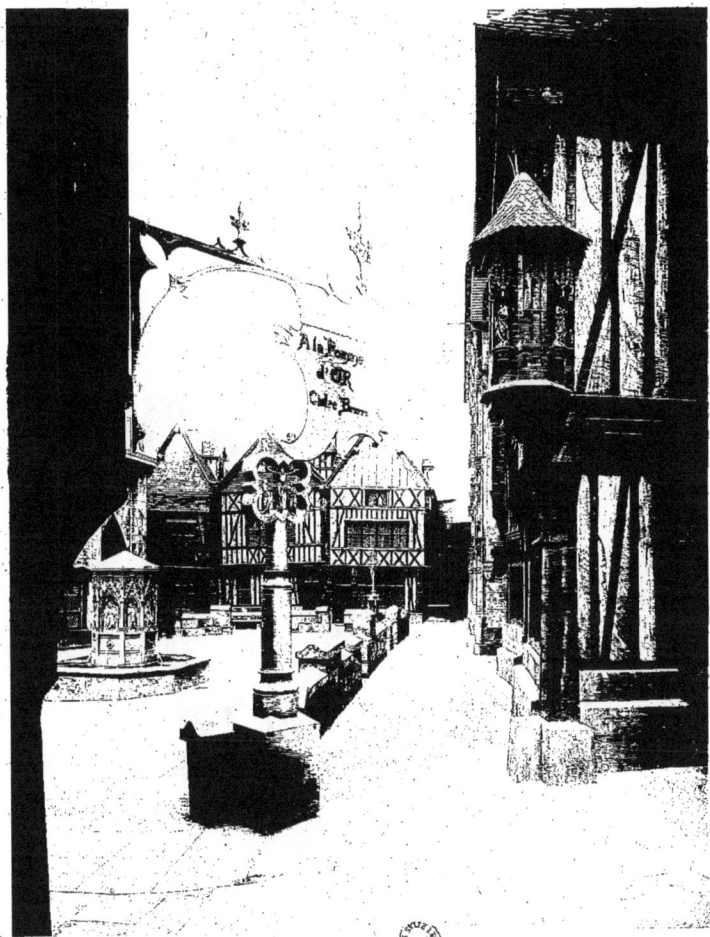

LE VIEUX-ROUEN

Le Parvis, vue prise du chevet de Saint-Herbland

LECERF, IMP.-ÉDITEUR

Les Maisons du Vieux-Rouen et l'Eglise Saint-Herbland

Et maintenant, passons en revue les maisons du pourtour de la place. Deux échoppes sont accolées au portail. L'une a pour enseigne au *Pélerinage de Nostre Dame*, et est occupée par deux marchandes d'objets de piété; l'autre, qui a pour titre *Au Parvis*, est celle de maistre Loys Delarue, orfèvre. Dans cette dernière on vend des objets de métal en souvenir du Vieux-Rouen reconstitué, et près de l'élégante bijoutière au toquet de velours, un apprenti en tablier de cuir travaille assis au vieil établi. Puis, c'est la boutique du maistre ferronnier F. Marrou; un habile artisan y modèle les feuillages en fer découpé; et, contre les murs, des pièces de ferronnerie de toute sorte développent sur les tentures leurs silhouettes et leurs vrilles capricieusement enroulées. A côté, une inscription : *Apothicaire*, est signalée la nuit par une petite lanterne. A l'intérieur, la hotte est surchargée de fourneaux, de ballons, de cornues aux cols invraisemblables, de bocaux aux terrifiantes étiquettes — en faïence de Rouen s'il vous plaît — tout cet ensemble est d'ailleurs obligeamment prêté par un pharmacien de Rouen, M. Delamare; des bouquins vénérables, des crocodiles, des serpents et des crânes grimaçants sont répandus de ci de là. Entre les chaires à haut dossier apparaissent les montants de la lourde presse à préparer le bienfaisant jus d'herbes; jusqu'au plafond se dressent les pilons gigantes-

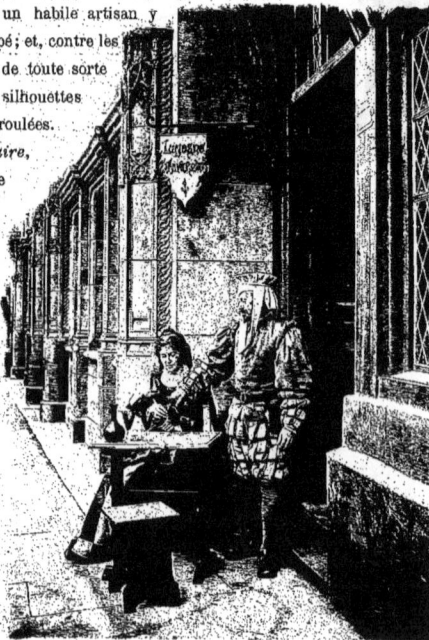

Maistre Lejosne, Tavernier, et Dame Lejosne

ques. Et au milieu de cette intéressante réunion de vieux documents, se promène, un livre à la main, un vieil apothicaire du xvi° siècle, en pourpoint violet avec pelisse de drap rouge, qui donne encore une note particulière à ce curieux intérieur.

A côté, ce sont les excellents ymagiers Edm. Bonet et son fils. On trouve chez eux des réductions des Calvaires et de la fontaine du Parvis et aussi quelques-unes de ces figurines du Portail qu'ils ont restituées avec tant de soin et tant d'amour.

Sur le grand côté du Parvis, c'est la taverne de maistre Lejosne, *Au Paradis Terrestre*, telle est l'enseigne. A l'intérieur, la maîtresse du logis, assise sur une chaire à haut dossier, près d'un bahut de chêne sculpté et d'un haut dressoir d'un fini remarquable, surveille d'accortes servantes dont les coiffes de toile bise s'harmonisent avec les guimpes de même étoffe, et dont les mancherons de couleur font autant de taches vives se détachant sur le fond de la sombre tenture. Car toutes ces maisons, il faut le dire en passant, sont tendues d'étoffes spécialement exécutées, comme les meubles. Pour ces tentures, les excellents décorateurs Parmentier et Leblond ont composé des motifs d'après les meilleurs documents de l'époque, et ces compositions, gravées sur bois et imprimées en teintes diverses, ont permis de réaliser ainsi des décorations différentes pour les vieux logis. La taverne est grande, très grande, cent escabeaux y sont groupés autour de vingt-cinq tables de toutes dimensions, et lorsque le tavernier au pourpoint violet, à manches bouffantes et à trousses à crevés apparaît coiffé de sa toque grise à bandeau dentelé et découpé et à longue mentonnière, il complète encore la couleur locale de la Taverne rouennaise d'il y a quatre cents ans.

Sous les avant-soliers, des marchandes de cidre et de beurre : *A la Pomme d'Or ;* un imprimeur avec son enseigne sous forme de rébus parlant, *J. Le Cerf, maistre imprimeur;* un fabricant de gaufres et d'oublies, se pressent les uns contre les autres. Tandis qu'en face d'eux *maistre Hanne* exhibe, sur des planchettes, ses figurines de terre cuite, et qu'à côté de lui, *dame Leroy, bouquetière*, abrite sous une tente fleuronnée, ses roses délicates et met ses masses de fleurs en opposition avec les murs gris sur lesquels se lit l'inscription : *Yssue menant hors l'aistre Nostre-Dame.*

Sous la baie du Bureau des Finances donnant accès à un passage voûté, près de la maison de l'ymagier, on lit, encastré dans la baie :

1509-1896

CE BUREAU DES FINANCES

A ESTÉ ENTIÈREMENT REDESSINÉ, MODELÉ ET MOULÉ

PAR EDM. BONET ET SON FILS,

YMAGIERS A ROUEN,

SOUS LA DIRECTION DE M° JULES ADELINE, MAISTRE DE L'ŒUVRE.

Sur la muraille du fond est peinte, en caractères d'un brun rouge, l'enseigne suivante :

PASSAGE MENANT DU BUREAU DES FINANCES
AU PORTAIL DE L'ÉGLISE SAINT-HERBLAND.

A l'extrémité de ce passage on débouche sur une petite place sur laquelle sont groupées trois maisons de types bien caractéristiques ; l'une est la maison aissantée en ardoises, avec toutes ses combinaisons de dentelures d'écailles et d'écussons : *le logis des Veilleurs.* Il existe encore des maisons de ce genre rue du Ruissel, mais les maisons aissantées en bois, comme celles du Parvis, sont plus rares, et pourtant, en cherchant bien, on pourrait en trouver, — mais dans ces recoins où ne se hasardent que les regards des chercheurs du pittoresque.

Quant à la maison Renaissance — avec sa porte de sortie sur les *aysemens* — quant à cette façade avec ses caissons azurés, décorés de motifs dorés, ses colonnes avec de si jolies figures ont disparu depuis longtemps. Et cependant la maison doit exister encore dans le fond d'une cour, près de l'Eau-de-Robec. Et quant à celle qui est devenue, au Vieux-Rouen, le *logis des Hallebardiers de la Ville*, elle est la reproduction exacte d'une façade aujourd'hui conservée au Musée d'Antiquités.

C'est près de cette petite place que la perspective des avant-soliers se prolonge — grâce à divers artifices de dimension et de lignes brisées — presque au-delà des limites prévues. Bordée d'un côté par l'église Saint-Herbland, reconstituée ici avec ses grands fenestrages garnis de vitraux ; de l'autre, par cette maison que Le Lieur a indiquée en précisant bien la petite tourelle avec ses figurines de saints devant lesquels brûle dévotement la nuit une lanterne fumeuse, cette rue nous ramène sur le Parvis Nostre-Dame et nous fait bientôt voir, sous une sorte de passage couvert, un vieux pan de mur sur lequel est annoncée l'*Yssue menant hors du Vieux-Rouen*, hors de ce Vieux-Rouen que gardent des hallebardiers au corselet de cuir jaune et à la trousse bleue et rouge, coiffés de la toque à plumes, et qui donnent aussi leur note colorée dans cet ensemble reconstitué ; hallebardiers qui tantôt sont en marche, tantôt sont assis sous un petit appentis qui s'appuie aux contreforts de la petite église, de cette petite église dont la crête ajourée se termine par une jolie figurine du temps, de cette petite église dont le clocher est si délicat, dont les balustrades et les pinacles ont été si consciencieusement rendus par l'excellent sculpteur Bonet, dont le nom doit être répété à l'infini dans ce Vieux-Rouen auquel il s'est consacré avec tant de dévouement.

Cette petite église Saint-Herbland, encore un monument de Rouen disparu, qui pourtant ne tenait pas grand place et qu'il eût été facile de conserver. Le nom seul en est resté, et à l'angle de la rue du Gros-Horloge et de la rue des Carmes, là où s'élevait la petite église, est une vaste maison aux nombreuses fenêtres, un passage vitré, où les bijoux et les fleurs coudoient les bouquins et les joujoux, et le nom officiel de Passage Saint-Herbland, c'est tout ce qui reste aujourd'hui de la petite église dont la reconstitution nous a donné un certain mal, à nous et aux entrepreneurs du Vieux-Rouen.

Nous ne parlons pas du joli petit clocher pour lequel M. Marrou a découpé de charmants crochets, ni de la crête qui termine le comble.

Nous ne parlons pas encore de la balustrade, des pinacles et des meneaux des fenêtres, pour l'exécution desquels M. Ed. Bonet a poussé jusqu'aux dernières limites l'art de monter et d'ajourer les panneaux de staff. Mais c'est surtout pour les vitraux que les difficultés à vaincre furent sérieuses.

Pour vitrer les façades avec leurs petits losanges de verres logés en une résille de plomb, la solution fut vite trouvée; pour les façades Renaissance, dont la mise en plomb avec carreaux et hexagones allongés exigeait déjà plus de travail, les difficultés furent surmontées également, mais pour les fenêtres de Saint-Herbland ce fut bien pis.

Tout d'abord on recula, épouvanté, devant le travail. On songea à badigeonner plus ou moins habilement des feuilles de verre, à simuler par la peinture les plombs enserrant les figures. Bientôt, on

La Maison aissantée en ardoises.

renonça à ces piteuses interprétations par à peu près. Nous fîmes alors avec MM. Parmentier et Leblond de fréquentes tournées à *l'extérieur des églises*, nous demandant toujours comment nous pourrions nous y prendre pour donner à notre Saint-Herbland l'aspect d'une église véritable.

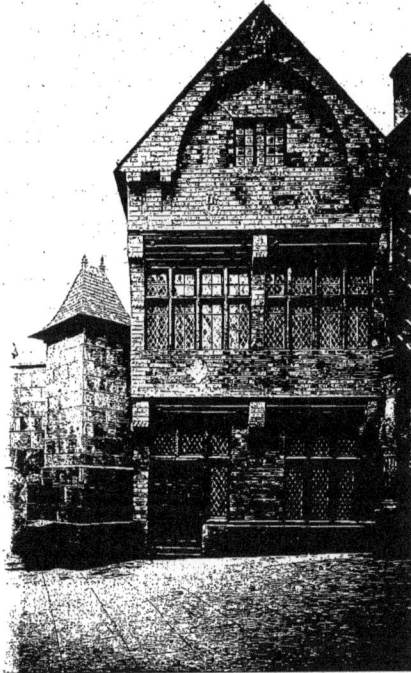

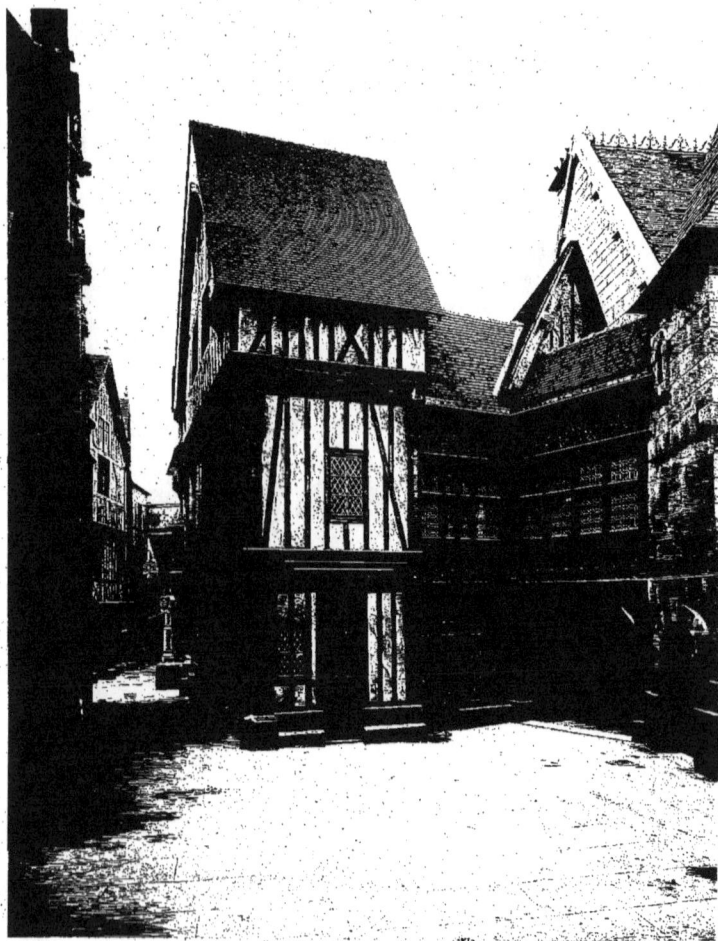

LE VIEUX-ROUEN

Sortie du Passage voûté menant du Bureau des Finances au Portail de Saint-Herbland

LECERF, IMP.-ÉDITEUR

Les vitraux, en effet, vus extérieurement, se traduisent, quel qu'en soit le style, par des taches colorées; le dessin des figures ne s'accuse que par le réseau de plomb; le modelé n'existe pas, le vitrail n'ayant tout son effet que vu de l'extérieur.

Dès lors le problème fut résolu, et bravement, avec l'aide de M. Simon, peintre-verrier, on se mit à l'œuvre, on combina les silhouettes des personnages avec les visages, les vêtements, les accessoires d'un ton uniforme; on laissa les fragments de verre coloré sans travail aucun — cela étant inutile, en effet, puisque l'église n'était pas destinée à être vue de l'intérieur — et on soigna tout particulièrement le réseau de plomb qui donna dès lors aux fenêtres de l'église Saint-Herbland l'aspect de véritables vitraux, véritables à un tel point que d'excellents curés de campagne se sont informés si, lors de la démolition du Vieux-Rouen, ils pourraient se rendre acquéreurs, pour leur église, de ces grandes figures de saints logés sous un dais, qui occupent chacune des fenêtres ogivales de la petite église.

Les vitraux cependant ne furent pas les seuls détails qui donnèrent des préoccupations. Les couvertures, elles aussi, nous ont causé bien des tribulations. Pour les couvertures, autrefois en plomb, le zinc était tout indiqué; pour les couvertures en ardoises, se procurer de la vieille ardoise fut chose facile; mais pour les couvertures en tuiles, ce fut une autre affaire.

La Maison Renaissance en bois sculpté et le Logis des Hallebardiers de la Ville

Au XVIᵉ siècle, presque toutes les maisons étaient couvertes en petites tuiles, et bien que le Vieux-Rouen ne fût pas immense, il aurait été difficile de trouver du jour au lendemain, — car on était toujours pressé, — un stock suffisant pour couvrir ces vieux toits.

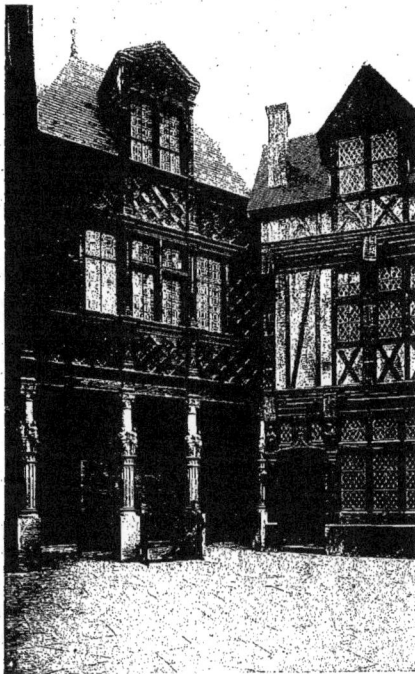

15

M. Villette eut alors l'idée de faire fabriquer des tuiles en bois; il fit découper dans ses chantiers de Déville des multitudes de planchettes de la dimension d'une tuile; on colora le tout, et le ton naturel du bois, réapparaissant sous l'enduit, a donné une couleur assez vraisemblable à ces couvertures d'un nouveau genre. Mais il restait les faîtages à simuler. On avait évité avec les tuiles en bois la surcharge des charpentes, on ne pouvait songer à leur juxtaposer des faîtiers de terre reliés par ces bourrelets de plâtre qui sont de tous les temps. M. Chauvière, chargé des travaux de couverture, eut alors l'idée de simuler en zinc ces faîtiers et ces bourrelets. Quelques soudures de ci de là, quelques bosses et quelques creux adroitement semés, finalement un coup de peinture sur le tout, et ces faîtages légers d'un nouveau genre simulèrent à merveille les lourds faîtages d'autrefois.

C'est de tous ces petits détails exécutés sur-le-champ, c'est de tous ces petits problèmes résolus en une minute, qu'est sorti le Vieux-Rouen avec son aspect réel très particulier. Nous n'hésitons pas à le dire, sans aucune fausse modestie, car de l'aveu de tous les visiteurs, les restitutions de ce genre n'ont jamais été aussi scrupuleusement rendues nulle part, ... même à Paris, disons-le, dût-on trouver notre amour-propre provincial exagéré; mais les photographies qui illustrent pour ainsi dire chaque page de cette notice, prouvent certainement mieux que nous ne saurions le dire la vérité d'aspect du Vieux-Rouen.

Tous ceux qui voient aujourd'hui le Vieux-Rouen avec sa *patine* du temps ne se doutent pas que pendant quelques semaines tout fut d'un blanc éclatant, — blanc comme la ville blanche de Chicago, — blanc de ce ton de plâtre enfarinant tout à l'entour. L'excès en tout est un défaut; on n'appliqua pourtant pas ce proverbe excellent, et brusquement, d'un jour à l'autre, tout apparut en noir; il semblait qu'une nuit un être diabolique avait profité de quelques instants pour tremper toutes les constructions blanches dans un encrier..... Quelle stupéfaction! On s'était extasié sur la blancheur virginale des moulages de l'atelier Bonet, brusquement ils apparurent noirs comme de l'ébène. Des sortes de gnomes aux figures de demi-nègres, hissés sur des échelles, suspendus dans le vide, armés de longues brosses emmanchées au bout de longs bâtons, noircissaient avec frénésie toutes les sculptures flambant neuves.

Ah! ce fut — sauf pour quelques initiés et pour nous — un vrai moment de stupéfaction, il faut en convenir. Il fallait pourtant noircir tout sans relâche et procéder sur ces fonds intenses par glacis et par touches claires; il n'y avait pas d'autre méthode à adopter, et l'excellent peintre-décorateur, M. Parmentier, n'avait pas hésité. Il fallait en quelques minutes — comme pour le faux aplomb — accumuler dans les creux les tas de poussière noire qui donnent aujourd'hui tant de relief aux sculptures des temps passés. La chose ne se fit pas d'ailleurs au petit bonheur; on releva sur place les tons des pilastres de la Cathédrale, on prit sur différents monuments d'époques diverses des échantillons de pierres rongées par le temps, et — il faut le dire en passant — on se maintint beaucoup en dessous des colorations de nos monuments actuels, dont l'exacte tonalité reproduite identiquement eût paru formidablement exagérée.

Ces dessous noirs, d'ailleurs, s'ils effrayèrent quelque peu, firent ressortir admirablement les moindres arabesques des pilastres, et ce qui, tout blanc, était presque invisible à l'œil nu à cause de la hauteur des étages, apparut avec une netteté surprenante dès que le décorateur eut achevé son travail.

Et, si dans les premiers temps l'ensemble du Vieux-Rouen parut en général un peu monté de ton, c'est qu'il fallait songer à l'avenir — un avenir de quelques mois, il est vrai ! — et que, en prévision des ardeurs du soleil qui, on le sait, est un grand dévorant des colorations, il fallait songer à des dessous assez robustes pour résister.

Cette patine, d'ailleurs, cette tonalité grise que devaient promptement égayer et les enseignes de fer forgé aux écus multicolores et les costumes eux-mêmes des habitants, il fallait l'étendre partout avec une certaine harmonie : sur les pièces de ferronnerie aussi bien que sur les lucarnes, sur les lambrequins simulant le plomb découpé aussi bien que sur les panneaux au milieu desquels la tuile et la brique devaient apparaître, pour réchauffer l'ensemble et donner plus de finesse à la gamme de tous les gris, dont le décorateur Parmentier a joué en virtuose dans le Vieux-Rouen.

Mais aussi, que de temps passé en contemplations « véhémentes », comme dit Rabelais, devant ces murailles de plâtre et de bois ! Avons-nous passé d'assez longues heures ensemble, à discuter devant une tache de couleur posée comme échantillon en un coin quelconque, pendant qu'un apprenti préparait un « camion » d'une teinte semblable pour faire un essai plus en grand, et que bientôt on triturait, dans de vastes baquets, la sauce nécessaire pour accommoder le tout !

Puis ces fonds posés et secs, — oh ! on ne leur en laissait que le temps bien juste, les semaines et les mois filaient rapidement, — des décorateurs, la large brosse à la main, perchés toujours sur des échelles ou des planches bien étroites, posant à distance des couches pittoresques, faisaient chanter ces couches de peinture préparatoire en accentuant les bois, les panneaux de plâtre ocrés et les vieilles murailles de pierre, donnaient à l'ensemble du Vieux-Rouen cette couleur « locale » dans le sens pittoresque du mot, à laquelle nous attachions la plus haute importance, car c'est une des caractéristiques de la vieille ville.

Ce qui frappe en effet tous ceux qui visitent Rouen pour la première fois et même ceux qui sont familiers avec la vieille ville, c'est la coloration particulière des vieux quartiers. Dans cet ensemble reconstitué, où nous avons voulu synthétiser pour ainsi dire l'aspect

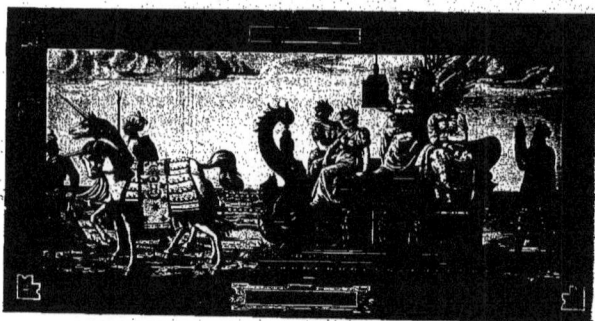

Le Triomphe de la Religion (Tapisserie du grand Portail)

d'une ville au xvie siècle, et que nous avons dû grouper en aussi peu d'espace que possible, puisque l'espace nous était mesuré, — les silhouettes étant données par les constructions réelles, — nous avons cherché à faire valoir les colorations l'une par l'autre. Colorations de surfaces planes et colorations obtenues par le relief : les deux procédés ont été mis en œuvre. Mais là d'ailleurs ne s'arrêtaient point nos recherches et notre souci de vérité.

Ainsi, en sortant du passage menant au portail de Saint-Herbland, lorsqu'on vient de franchir la dernière arcade de la voûte surbaissée, quelques visiteurs auront sans doute levé les yeux et auront pu voir — avant de s'engager sous la continuation en charpente de ce passage — des pans de maisons se soudant les uns aux autres d'une façon biscornue, et formant ainsi une sorte de cour irrégulière, non sans analogie avec les puits sans air de bien des constructions actuelles, même parisiennes. Des recoins de ce genre — recoins vraiment rouennais — on en trouverait encore par centaines dans bien des quartiers, et il ne nous paraissait pas inutile d'en donner un spécimen.

Près de Saint-Herbland, d'ailleurs, répétons-le, ce groupe de maisons est encore une

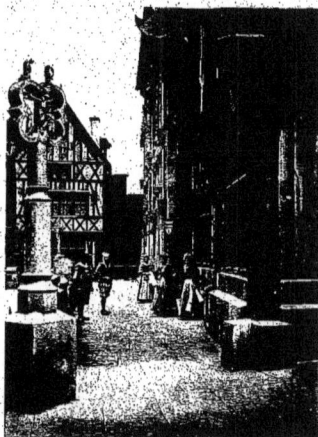

Un coin du Parvis

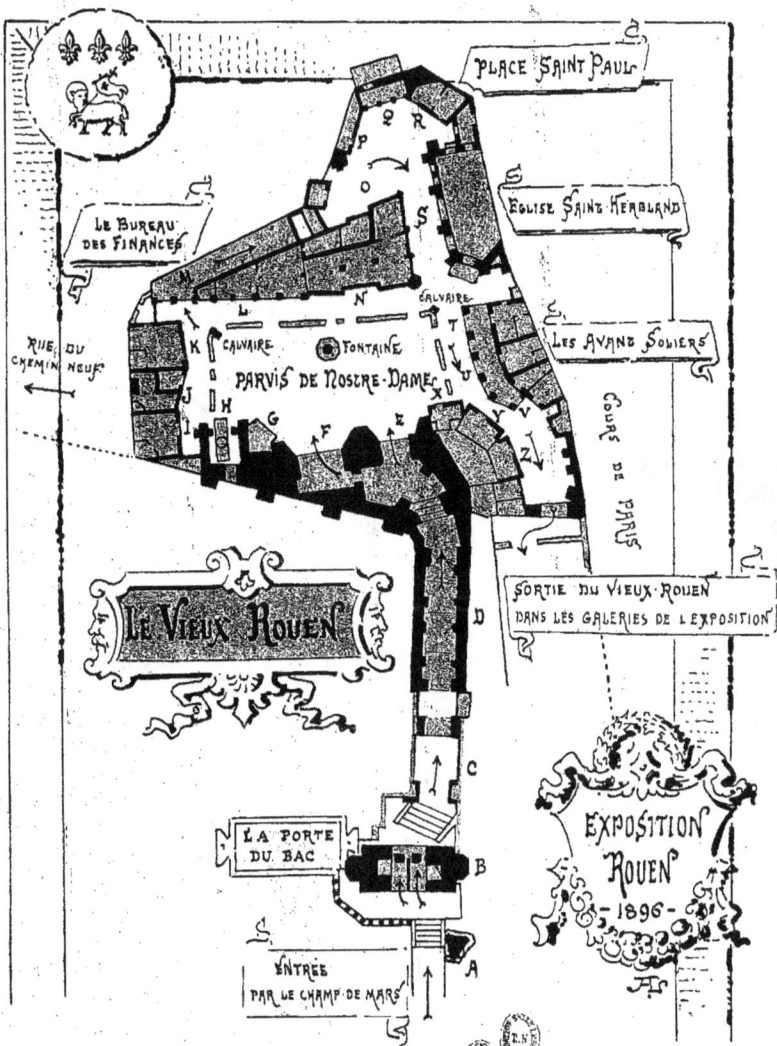

LÉGENDE

A Fanal en fer en avant de l'escacade.
B Porte du Bac.
C Passage menant de la porte du Bac à Nostre-Dame.
D Passage voûté de Nostre-Dame.
E Petit portail de Nostre-Dame.
F Grand portail.
G Au Pèlerinage de Nostre-Dame, Mᵉ BOULAY-CLÉRON (Objets de piété).
H Cloche de l'Abbaye de Fécamp, fondue par Mᵉ DROUOT, de Douai et Flandre.
I Mᵉ MARROU, Ferronnier.
J Mᵉ DELAMARE, Apothicaire.
K Mᵉ Edm. BONET et son Fils, Ymagiers.
L Bureau des Finances.
M Passage menant du Bureau des Finances au portail de Saint-Herbland.
N Au Paradis terrestre, Mᵉ LEJOSNE, Tavernier.
O Place près l'église Saint-Herbland.
P Logis des Veilleurs.
Q Ayssemens.
R Logis des Hallebardiers de la Ville.
S Eglise Saint-Herbland.
T A la Pomme d'Or, Mᵉ POWER (Cidre et Beurre).
U Mᵉ LECERF, Imprimeur.
V Mᵉ Julien MERCIER, Gaufrier.
X Mᵉ L. DELARUE, Orfèvre.
Y Mᵉ HANNE (Figurines de terre).
Z Dame LEROY, Bouquetière, près l'yssue menant hors l'aistre Nostre-Dame.

synthèse de constructions rouennaises. Ah ! si nous avions pu continuer la perspective et aller jusqu'au Gros-Horloge, nous n'eussions point songé à imaginer cette place. Mais force nous fut de terminer ainsi. Aussi, après en avoir pris bravement notre parti, nous avons choisi de gauche et de droite des façades bien typiques et rentrant dans des dimensions facilement réalisables pour nous.

Le petit retour en bois, près de la Taverne, est un agencement de panneaux sculptés

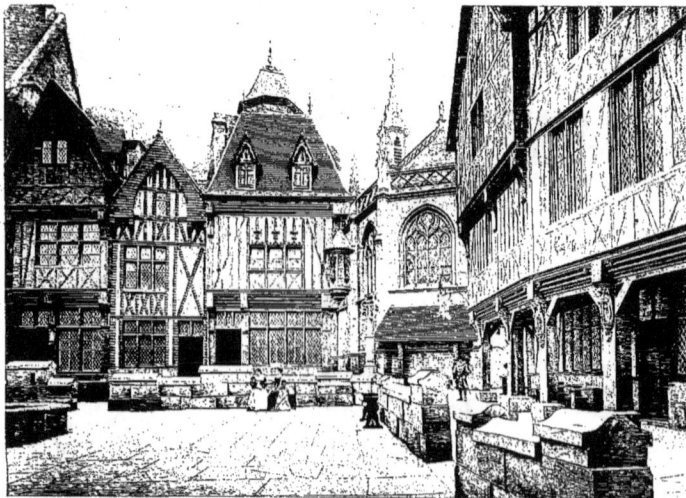

Les Avant-Soliers et l'Eglise Saint-Herbland

reproduits d'après une maison de la rue Saint-Etienne-des-Tonneliers qui existe encore, et c'est bien parce que, forcément, les visiteurs devaient se retourner après leur sortie du passage couvert, que nous avons imposé ce nouveau surcroît de travail à notre excellent « ymagier » Bonet, qui, d'ailleurs, il faut lui rendre cette justice, n'a pas hésité un seul instant.

Travaux d'intérieur et travaux d'extérieur, — pour les rez-de-chaussée, qui seuls sont praticables, bien entendu, — tout a été fait avec grand soin et avec grand dévouement, et il n'est pas jusqu'à certains détails, que peut-être le public n'a pas pensé à regarder, — qui furent cherchés presque jusqu'au-delà de la minutie.

On avait fabriqué des portes à panneaux plissés et des fenêtres à vitraux losangés, c'était parfait; mais les ferrures ? allait-on poser sur ces simili-vieilles-menuiseries la vulgaire charnière ou l'horrible verrou à quelques sous la douzaine et tels que les livre à la grosse l'industrie moderne.

Ici encore le dévouement bien connu du ferronnier Marrou fut mis à l'épreuve, et on fabriqua des petits verrous avec platine et palmette, qui, un peu trop dissimulés dans l'ombre, jouent le vrai à s'y méprendre ; avis aux collectionneurs trop prompts à se contenter des apparences, quand ces fac-simile prendront leur vol. Aussi bien que pour les portes, pour les meubles on fit de même. Pour les meubles, les bons menuisiers E. Pouchet et Henri Villette firent d'ailleurs de véritables chefs-d'œuvre. Improvisés huchiers pour les besoins de la cause, ils composèrent des archebancs, des bahuts et des chaires à haut dossier, sans reculer devant les fenestrages, les arcatures, les crochets et les bourgeons. On fit ainsi, tant en types rustiques qu'en types plus soignés, près de deux cents meubles de toute dimension, et lorsque quelques jours avant le 16 mai, on vit des files de charrettes surchargées de tous ces meubles de l'époque gothique et de la Renaissance, gravissant lourdement le cours Saint-Paul, ou plutôt le cours de Paris, on put songer au gigantesque déménagement de l'immense mobilier d'un vieux château, tandis qu'en réalité, c'était purement aux habitants momentanés du Vieux-Rouen que cet envoi était destiné, et que ces vieux meubles neufs devaient servir simplement à compléter l'illusion des vieux logis.

On ne saurait croire comme le temps passait vite à des préoccupations de ce genre, à des recherches de détail si nombreuses et toujours si pressantes. On exécutait des tapisseries pour des murs qui n'existaient pas, on sculptait des figurines pour des murailles qui n'étaient pas sorties de terre. Ah ! les cinq mois pendant lesquels on travailla au Vieux-Rouen avec une ardeur fébrile ne doivent pas avoir eu — c'est impossible — le nombre de jours que promettait l'almanach.

Lorsque d'abord les premières pièces de charpente se dressaient sur un terrain enclos d'un simple treillage de chemin de fer, le public curieux se pressait chaque dimanche aux abords de la place Saint-Paul, fortement intrigué — et il y avait de quoi — par cette forêt « d'allumettes » si bizarrement entre-croisées. Ce Bureau des Finances surtout, si réel aujourd'hui, était incompréhensible au mois de janvier, et la nef de l'église Saint-Herbland elle-même, n'ayant ni clocher ni contre-fort, simulait une grange avec assez de vraisemblance. Mais peu à peu les murailles prenaient tournure, les clôtures devenaient à la fois réelles et efficaces et protégaient contre les regards indiscrets des ouvriers travaillant sans relâche.

Cependant une préoccupation — à nulle autre pareille ! — nous tracassait à mesure que le Vieux-Rouen peint et maquillé devenait plus réel.

Le sol sur lequel ces édifices s'étaient élevés comme par enchantement nous inquiétait.

Non pas le sol au point de vue *solidité*, il n'y avait rien à craindre de ce côté, car cette place empierrée, excellemment macadamisée, était d'une dureté telle que les pics de fer s'émoussaient rapidement, s'ils ne se brisaient net sous les coups de masse, quand il était de toute nécessité d'essayer tout au moins d'y faire un trou quelque peu profond. La vieille roche — qui servait jadis de sol à cette entrée de la rue Martainville, aujourd'hui méconnaissable, et qui pourtant vit jadis défiler tant de cortèges luxueux, — la vieille roche du sous-sol s'unissait avec le macadam moderne de la surface et résistait à toutes les attaques.

A toutes ! non pas. A celles des hommes à coup sûr, mais à celles des éléments, pas du tout. L'hiver de 1895-96 fut assez sec ; néanmoins, de temps à autre, quelques jours de pluie amollissant le terrain jusqu'au-delà des limites permises — sans compter les jours où le vent violent essayait, mais en vain, de secouer ces *simples décors* en plein air, de durée très limitée et d'ossature assez légère, qui voulaient singer les constructions monumentales, — ces journées de pluie, quelque rares qu'elles fussent, venaient promptement à bout de ce sol dur et compact.

Sous la pluie fine, le terrain se délayait, une boue gluante — une vraie crème — plus blanche que nature, grâce à la poussière de plâtre qui s'y agglutinait, rendait le sol glissant, presque impraticable ! Moins encore cependant sur la place que sur le petit chemin d'accès de la porte du Bac, qui à la descente donnait aux rares visiteurs des travaux la sensation de la montagne russe, avec la perspective désagréable de s'incruster au terme du voyage dans de la « bonne boue » grise, tachante à souhait et abondante.

Non, un pareil terrain décidément n'était pas possible. Eh bien ! que diraient les futures visiteuses du Vieux-Rouen. A la première ondée, leur promenade eût été aussi désagréable que difficile. Il est entendu que la pluie tombe plus à Rouen que partout ailleurs, sauf pourtant les années d'exposition, 1884 l'a prouvé ; cependant, il fallait prendre ses précautions. Aussi à tout prix fallait-il remédier à un aussi fâcheux état de choses.

Mais comment le rendre acceptable, ce sol affreux ? Paver le Parvis ? c'était un moyen, peu commode, très coûteux, à peine couleur locale, à moins d'employer les petits cailloux pointus, les silex noirs aux pointes suraiguës.... et alors c'était tout aussi désastreux que la boue..., mais plus dur. Mais, n'utilisait-on pas jadis les vieilles dalles de pierre pour rendre les chaussées moins fangeuses et offrir quelques passages au piéton se hasardant à travers les cloaques de chaque rue ?

Ce fut là une des idées qui nous vinrent quelques semaines à peine avant l'inauguration et nous nous y cramponnâmes avec énergie. Le Comité auquel nous soumîmes le projet l'adopta d'enthousiasme, et pendant quinze jours — les quinze derniers jours précédant cette date d'inauguration qui nous dansait devant les yeux, rapprochant de nous chaque jour son

chiffre fatidique, pendant quinze jours le Vieux-Rouen —
fermé à tous — et encombré pendant ce temps d'une équipe
de cimentiers actifs sous la direction de leur entrepreneur,
M. Chassin, métamorphosa en une vieille place dallée de
grands morceaux de pierre aux bords irrégulièrement cassés
ce sol ingrat et dangereux, pendant que des marches non
moins irrégulières étaient inventées pour dissimuler la pente
du petit passage menant de la porte du Bac à Notre-Dame,

Ainsi fut parachevé et terminé — en temps utile et largement — pour le 16 mai
ce coin du Vieux-Rouen.
Au prix de quelles fati-
gues pour tous les colla-
borateurs de l'œuvre :
entrepreneurs, contre-
maîtres et ouvriers; au
prix de quels soucis pour
celui qui avait l'honneur
de les diriger? Cela ne
peut se dire. Mais tous,
tous oublieux maintenant
de tous les maux seront
toujours reconnaissants
au Comité de l'Exposition

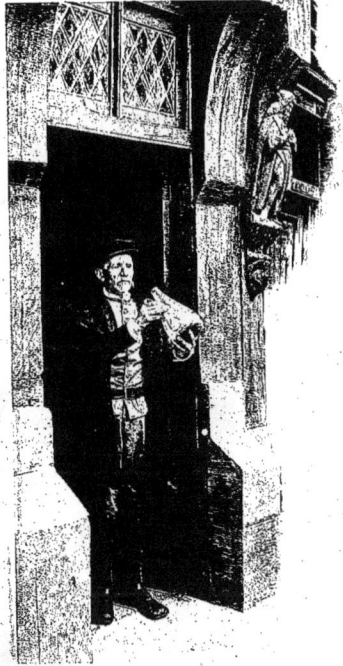

L'Apothicaire du Vieux-Rouen

de leur avoir confié le
soin de faire, *pour la première fois en province*, — il
faut insister — un travail de cette nature, mi-partie
art et archéologie, auquel ils ont été heureux de se
dévouer de tout cœur.

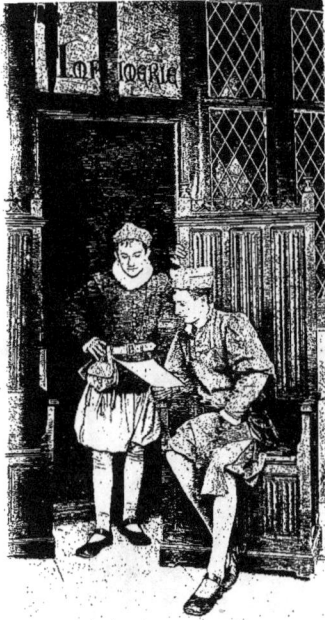

Les Apprentis de Maistre Lecerf

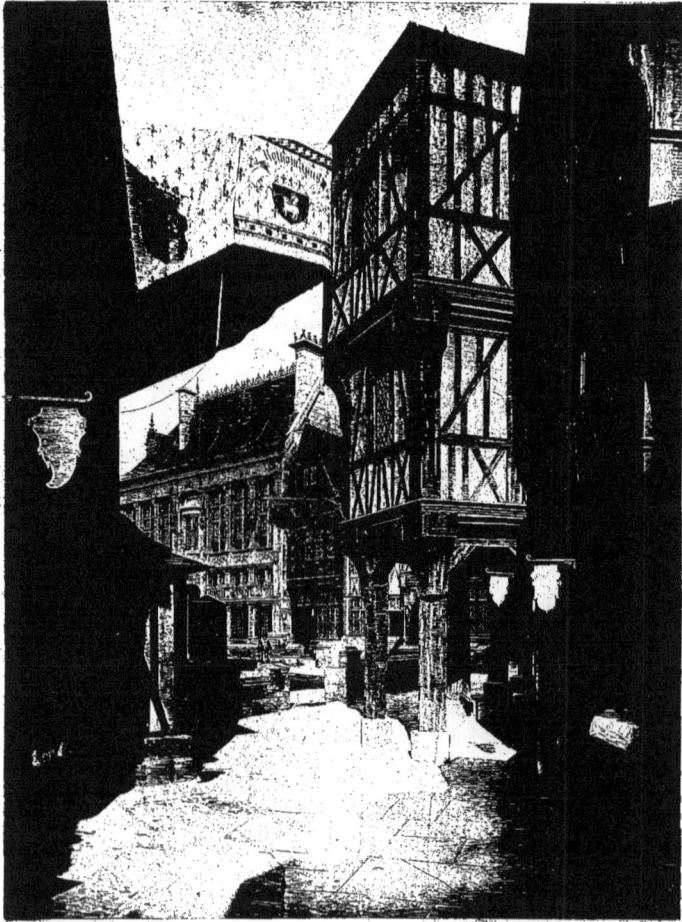

LE VIEUX-ROUEN

Vue prise de l'Yssue menant hors l'aistre Nostre-Dame

LECERF, IMP.-ÉDITEUR

IV

Le Vieux-Rouen la nuit

L'éclairage du Vieux-Rouen a été une des choses les moins faciles à organiser.

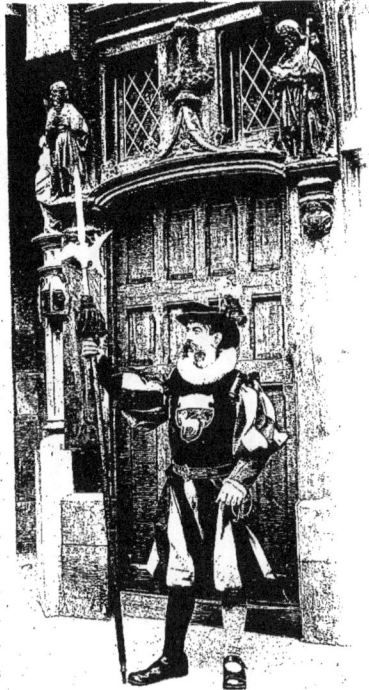

Le Chef des Arquebusiers de la Ville

Par ce temps de lumière à outrance, il ne fallait pas songer à installer des lampes électriques suspendues à des mâts ou à des fils traversant la place du Parvis. Industriellement, c'est excellent; archéologiquement et pittoresquement, c'eût été impossible.

Le gaz non plus n'était pas facile à introduire, — indépendamment des dangers d'incendie. A cette époque, les chandelles fumeuses et les éclairages primitifs étaient seuls employés, et cependant il fallait éclairer le Vieux-Rouen, car toute l'Exposition devait rester ouverte jusqu'à dix ou onze heures du soir. Dans cette situation nous nous sommes arrêté au parti suivant : des lampes à incandescence dissimulées dans de petites lanternes, et de grandes lampes à arc, destinées, par leur lumière blanche et crue, à faire contraste avec les lumières jaunes et vertes des lanternes.

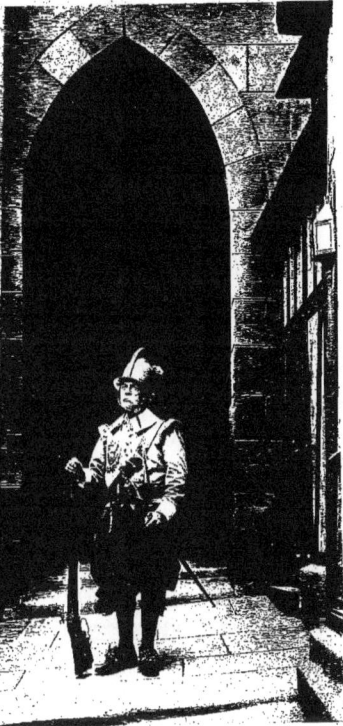

Le Gardien de la Porte du Bac

16

Dans chaque boutique, des lanternes accrochées aux piliers ou sous les plafonds bas et à solives ventrues, et à chaque étage, presque à chaque fenêtre, des lumières vacillantes et à demi-voilées, semblables à des veilleuses posées sur quelque table ou quelque bahut peu élevé, donnant la sensation de maisons habitées, d'étages où circulent des gens qui vont bientôt s'endormir aux sons du couvre-feu. Puis, un puissant phare électrique, dissimulé

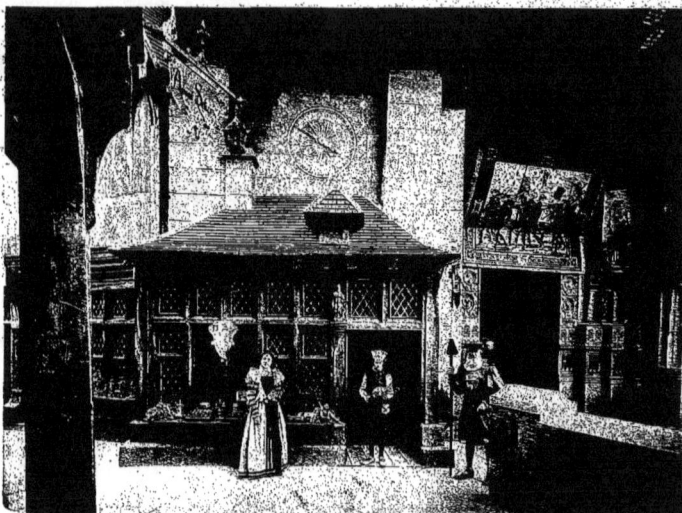

L'Échoppe de Maistre Delarue, l'orfèvre du Parvis

derrière les hauts pignons des avant-soliers, envoie sur le sol un rayon de lune d'une grande intensité. Ce faisceau de lumière blanche et crue projette sur le Parvis l'ombre des pignons, des lucarnes et des cheminées ; il éclaire à jour frisant les riches entablements du Bureau des Finances, traçant des ombres profondes sur les baies vitrées. La petite fontaine se découpe en clair sur le fond moins éclairé, les rayons lumineux font briller les jets d'eau qui clapotent dans le bassin octogonal. Et, dans les rues avoisinantes du Parvis, quelques rayons de lune égarés se brisent sur les vieilles dalles.

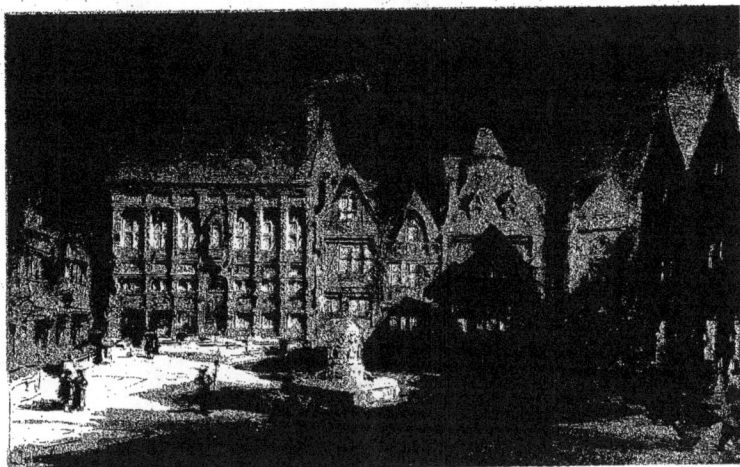

LE VIEUX-ROUEN LA NUIT

LECERF, IMP.-ÉDITEUR

V

Ce que deviendra le Vieux-Rouen

Nous sommes au 16 octobre 1896, et la place Saint-Paul doit être rendue à la Ville et au Département.

Les sculpteurs vont démonter leurs façades en staff, le décorateur va rouler ses tapisse-

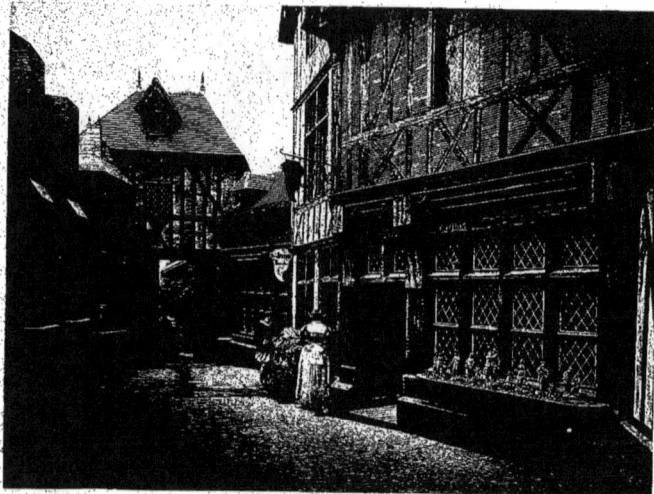

Le passage menant hors du Vieux-Rouen

ries, les huchiers vont emporter leurs chaires, leurs dressoirs, leurs escabeaux et leurs bahuts. Le ferronnier va déplacer ses crêtes et ses lucarnes, décrocher les lanternes de leur potence; et les panneaux de plâtre brisés, le charpentier — qui est venu le premier — s'en ira le dernier, et démontant les grosses pièces de bois, accumulant les chevrons et les tringles, il va de nouveau étaler sur le sol cette masse prodigieuse de bouts de bois de sapin, qui, pendant quelques mois, ont simulé des charpentes en chêne.

M. Bonet va essayer de *caser* quelques-uns de ces piédestaux ajourés où les mignonnes figurines s'encadrent dans de si délicates arabesques. Dans quelque galerie, dans quelque vestibule, supportant les œuvres d'art que possèdent de riches amateurs, on retrouvera peut-être d'ici quelque temps ces heureuses restitutions qui ont coûté tant de peine à leurs auteurs.

Puissent aussi, les tapisseries de M. Parmentier, trouver leur place dans quelque vaste galerie; puissent encore les meubles des huchiers Pouchet et H. Villette — dont quelques-uns sont si admirables — se caser, à leur tour, dans quelque bibliothèque ou quelque cabinet de curieux, et puissent enfin les ferronneries de maistre Marrou orner les combles de constructions de durée moins éphémère.

Quant aux pièces de charpente — ou débris du squelette — s'il y a eu beaucoup d'appelés, il y aura peu d'élus, et peu d'entre elles seront utilisées profitablement.

Tout finira ainsi !... à moins qu'il n'en soit autrement.

Le jour de l'inauguration de l'Exposition, M. André Lebon, Ministre des Colonies, émettait, à différentes reprises, le vœu qu'on « pût faire voir cela aux Parisiens en 1900 ». Ce vœu, très-flatteur pour tous les artisans provinciaux, pourra-t-il se réaliser? On a projeté, paraît-il, dans les attractions de 1900, de réunir en un vaste emplacement les édifices caractéristiques des Provinces de la vieille France. Dans ce concours architectural d'un nouveau genre, la Normandie tiendrait assurément un rang des plus honorables, si la place du Parvis au XVIᵉ siècle y était représentée.

Au premier signal, sans se rebuter des nouvelles difficultés à surmonter, les artisans rouennais donneront, quand on le voudra, une nouvelle preuve de leur activité au travail et de leur dévouement à la vieille Cité, dont ils auront toujours à cœur de porter haut et ferme la bannière au double écusson de la Ville et de l'Art.

JULES ADELINE

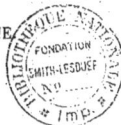

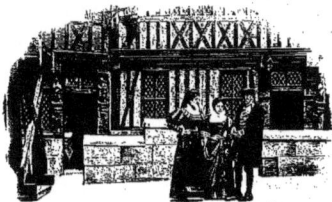

ROUEN

IMPRIMERIE JULIEN LECERF

1896